一人で難なくこなすための

ロボット支援下結腸手術

著 中山祐次郎
湘南東部総合病院外科

MEDICAL VIEW

本書では，厳密な指示・副作用・投薬スケジュール等について記載されていますが，これらは変更される可能性があります。本書で言及されている薬品については，製品に添付されている製造者による情報を十分にご参照ください。

The textbook of robot-assisted colon surgery
(ISBN978-4-7583-1669-9 C3047)

Author：NAKAYAMA Yujiro

2025.4.10　1st ed

ⒸMEDICAL VIEW, 2025
Printed and Bound in Japan

Medical View Co., Ltd.
2-30 Ichigayahonmuracho, Shinjuku-ku, Tokyo, 162-0845, Japan
E-mail　ed@medicalview.co.jp

序 文

「これまでの手術教科書の概念を覆す，新時代の教科書を作る」

2024 年の春，桜の散った頃。筆者はメジカルビュー社編集者チームとのミーティングでこのコンセプトを打ち出した。

結腸癌に対するロボット支援下手術が 2022 年 4 月に保険適用となり，3 年の月日が流れた。

だが，ロボット結腸切除は思ったほど普及が進んでいない。その理由をリサーチすると，

①やりたいが，他科とのロボット手術枠の取り合いでできない

②やりたいが，腹腔鏡手術よりやりづらく結局ラパロでやっている

③若手外科医の腹腔鏡手術の教育を考え，ラパロでやっている

の 3 点に集約される。

大腸癌治療を専門として 16 年のキャリアを持つ筆者は，ロボット結腸癌手術の執刀および指導例が 100 例を超えたあたりから，確信した。

「今後 10 年で，結腸癌手術はすべてロボットに置き換わる」

理由は，手術支援ロボットの持つ「外科医の能力の拡張」という一言でまとめられる。

ロボット手術は，腹腔鏡手術よりも簡単で，合併症が少なく，侵襲が少なく，ほぼ同じか短い時間で，助手人数を一人減らすことができる。

まだエビデンスは一部で追いついていないが，徐々にその証拠は出始めている。

唯一の致命的な弱点である「コスト」は，ダヴィンチの特許切れとともに他ロボットが出始め，価格競争が始まっており，じきに解決されてゆくであろう。

普及の進んだ米国では，ロボット手術だからといって加点（病院の収入が余計に加算されること）はない。人件費が浮くからすぐ導入するのだという。

消化器外科医不足が深刻化し始めているわが国にとって，腹腔鏡手術と比べた場合の「助手が一人で良い」メリットは大きい。

前述した①はロボット価格が下がることで解決し，③は 20 年前の大腸癌業界での腹腔鏡手術の普及を思い出せば「直ロボ執刀」で問題ないことは自明である。

②やりたいが，腹腔鏡手術よりやりづらく結局ラパロでやっている

この問題の解決を求めて作ったのが本書である。

ロボットは，視野の大きい移動や展開の大胆な変更にはやや不向きである。その欠点を補うコツを，本書に書き込んだ。

さらに，筆者は「大腸癌手術の初学者」に向けても，知識ゼロから学べる本を作ることにこだわった。

回盲部切除における回結腸動静脈の処理ややややこしい右半結腸切除の静脈走行，網嚢の構造，脾彎曲部のリオラン動脈や授動，ルーチン吻合手技である機能的端端吻合やデルタ吻合。

これらを，ほかの書籍を参照することなく本書のみですべて学び，執刀医レベルまで到達できる。

i

さらに熟練外科医のためのアドバンストな内容として，ラパロとのアプローチ方法の違いや展開時のアーム干渉を避ける方法，そして最新の体腔内吻合まで余すところなく書き込んだ。

そして，強欲な筆者は経験豊富な編集者チームとともに，「これまでの手術教科書の概念を覆す，新時代の教科書を作る」ことをも求めた。
この動画全盛の時代に，紙で，静止画のみで，あるいは短尺の手術動画のみでの説明が十分なはずがない。そう考えたわれわれは，まず本書の紙面を作成し，これに沿う形で動画を作成した。
読者は，動画で経験豊富な筆者からロボット結腸癌手術について学ぶことができる。そして要所は，いつでも紙面をめくることで再確認することができる。
本×動画のハイブリッド教科書。
これが本書の最大の特徴である。過去に同様のケースはない。
われわれが切り開く，新しい時代の幕開けである。本書を皮切りとして，次々とハイブリッド教科書が出てくるであろう。
読者は最小の労力で，最大の理解を得ることができる。当たり前の時代が，やっと到来したのである。

［本書の使い方］

普通の教科書のようにまず読み始めるのではなく，
①まず動画を通してすべて見る
②重要な図やシェーマでは動画を止めて，教科書を参照する
③各術式の手術前に，各論のその術式の動画を見て，教科書で手順を確認する
という使い方を推奨いたします。

2025 年 2 月 　**中山祐次郎**

著者略歴

中山　祐次郎　なかやま　ゆうじろう
湘南東部総合病院外科

■略歴
2006年3月　　鹿児島大学医学部卒業
2006年4月～　都立駒込病院外科で初期・後期研修後，大腸外科医師として勤務
2017年2月～　福島県高野病院院長
　　　4月～　総合南東北病院外科医長
2021年10月～　現職

■資格
消化器外科専門医，内視鏡外科技術認定医（大腸），外科専門医，がん治療認定医，感染管理医師など。臨床医を休んで行った京都大学大学院で優秀賞を受賞して公衆衛生修士を取得。

■主な著書
『幸せな死のために一刻も早くあなたにお伝えしたいこと』（幻冬舎新書）
『医者の本音』『がん外科医の本音』（SB新書）
『泣くな研修医』シリーズ（幻冬舎文庫）
『恥をかかない5年目までのコンサルト』（シービーアール）
『それでも君は医者になるのか』（日経BP）
『俺たちは神じゃない―麻布中央病院外科―』シリーズ（新潮社）
『医者の父が息子に綴る 人生の扉をひらく鍵』（あさま社）ほか
連載はヤフーニュース個人・日経ビジネス電子版など。講演多数。
Yahoo! ニュース個人では計4回の Most Valuable Article 賞を受賞。

■SNS

 X   Facebook

◆ 謝辞 ◆
伊吹　省 先生（湘南東部総合病院外科）
木村圭佑 先生（横浜市立市民病院）

目 次

本書の読み方 ———————————————————————————— viii

1章　総論

❶ なぜロボットなのか ———————————————————— 2

❷ 手術ロボットの欠点 ——————————————————— 3

❸ 手術ロボットに特有のクセ ———————————————— 6

❹ ロボット手術における助手の考え方 ———————————— 10

❺ ロボット支援下結腸手術で使う鉗子たち ————————— 11

❻ 暗記すべき各部位の名称 ————————————————— 14

❼ 手術ロボットの種類 ——————————————————— 21

2章　各論

回盲部切除術・右半結腸切除術 ———————————————— 26

① 小切開で気腹，ポート挿入 ···································· 28

② 体位取り，小腸排除 ·· 30

③ ロールイン ·· 31

④（以下，コンソール操作）後腹膜アプローチで肝彎曲部授動まで ······ 33

⑤ Surgical trunk 郭清 ··· 37

⑥ 網嚢開放，肝彎曲部授動 ·· 46

⑦ 吻合法の選択（体腔外・体腔内吻合） ······················· 47

　　　⑦-1 体腔外吻合（機能的端端吻合） ······················ 50

　　　⑦-2 デルタ吻合 ·· 51

⑧ 閉創 ·· 57

S 状結腸切除術（脾彎曲部授動なし）————— 60

① 小切開で気腹，ポート挿入 ・・・・・・・・・・・・・・・・・・・・・・・ 62

② 体位取り，小腸排除 ・・・・・・・・・・・・・・・・・・・・・・・・・・・・・・ 62

③ ロールイン ・・・ 62

④（以下，コンソール操作）内側アプローチ ・・・・・・・・・・ 63

⑤ No.253 リンパ節郭清 ・・・・・・・・・・・・・・・・・・・・・・・・・・・ 66

⑥ 外側からの授動 ・・・・・・・・・・・・・・・・・・・・・・・・・・・・・・・・・ 70

⑦ 直腸の授動 ・・・・・・・・・・・・・・・・・・・・・・・・・・・・・・・・・・・・・ 71

⑧ 直腸間膜処理 ・・・・・・・・・・・・・・・・・・・・・・・・・・・・・・・・・・ 72

⑨ 吻合法の選択 ・・・・・・・・・・・・・・・・・・・・・・・・・・・・・・・・・・ 77

⑨ -1 DST 吻合 ・・・・・・・・・・・・・・・・・・・・・・ 78

⑩ 閉創 ・・ 80

左半結腸切除あるいは S 状結腸切除術（脾彎曲部授動あり）————— 82

脾彎曲部授動が必要な症例 ・・・・・・・・・・・・・・・・・・・・・・・・・ 82

脾彎曲部とは何か ・・・・・・・・・・・・・・・・・・・・・・・・・・・・・・・・・・ 83

① IMA 根部をまたぐ内側アプローチ ・・・・・・・・・・・・・・・・ 89

② 内側から脾彎曲部に向けて結腸間膜を授動 ・・・・・・・・ 90

③ S 状結腸の外側から授動 ・・・・・・・・・・・・・・・・・・・・・・・・ 92

④ 網嚢を開放し，脾彎曲部を完全授動 ・・・・・・・・・・・・・・ 92

索引 ・・・ 94

『一人で難なくこなすためのロボット支援下結腸手術』
ストリーミング動画視聴方法

　本書の内容に関連した動画をメジカルビュー社のホームページでストリーミング配信しております。下記の手順でご利用ください（下記はパソコンで表示した場合の画面です。スマートフォンやタブレット端末などで見た場合の画面とは異なります）。
※動画配信は本書刊行から一定期間経過後に終了いたしますので，あらかじめご了承ください。

1 下記URLにアクセスします。
https://www.medicalview.co.jp/movies/

スマートフォンやタブレット端末では，二次元バーコードから**3**のパスワード入力画面にアクセス可能です。その際は二次元バーコードリーダーのブラウザではなく，SafariやChrome，標準ブラウザでご覧ください。

2 表示されたページの本書タイトルそばにある「動画視聴ページ」のボタンをクリックします。

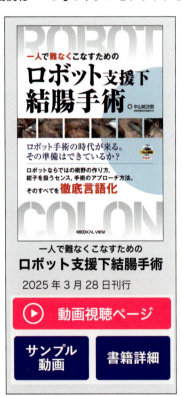

3 パスワード入力画面が表示されますので，利用規約に同意していただき，下記のパスワードを半角で入力します。

29401169

4 本書の動画視聴ページが表示されますので，視聴したい動画のサムネイルをクリックすると動画が再生されます。

動作環境

※動画視聴の際にはインターネットへの接続が必要となります。下記は2025年2月時点での動作環境で，予告なく変更となる場合がございます。
※パソコンの場合は2.0Mbps以上の，タブレットの場合はWiFiやLTE等の高速で安定したインターネット接続をご使用ください。
※通信料はお客様のご負担となります。

Windows
OS：Windows 11/10（JavaScriptが動作すること）
ブラウザ：Microsoft Edge・Chrome・Firefox 最新バージョン

Macintosh
OS：13〜11（JavaScriptが動作すること）
ブラウザ：Safari・Chrome・Firefox 最新バージョン

スマートフォン，タブレット端末
2025年2月時点で最新のiOS端末では動作確認済みです。Android端末の場合，端末の種類やブラウザアプリによっては正常に視聴できない場合があります。

動画目次

1章　総論

・インストゥルメントクラッチとポートクラッチの使い方

2章　各論

回盲部切除術・右半結腸切除術

・後腹膜アプローチ（肝彎曲部授動まで）

・Surgical trunk 郭清

・肝彎曲部授動

・腸管切離〜吻合

・エンドクローズ操作

S状結腸切除術（脾彎曲部授動なし）

・内側アプローチ

・No.253 リンパ節郭清

・外側からの授動

・直腸間膜処理

左半結腸切除術あるいはS状結腸切除術（脾彎曲部授動あり）

・内側アプローチ

・網嚢開放

ほか

本書の読み方

本書の対象

本書は，ロボット結腸手術の執刀や助手を始める外科医を対象とした手術書である。今後ほぼすべての手術はロボット手術に置き換わる。本書の難易度としては，結腸手術の知識がまったくなくとも理解できるビギナーのレベルから，腹腔鏡下の結腸手術に長けたベテランまでを対象とした。

ビギナーへは，da Vinci（以降ダヴィンチ）というマシンの解説と「これは暗記事項である」という項目に加え，大腸の基本的な解剖の知識や癌の手術として必要な理論をわかりやすく解説した。ベテランへは Advanced な内容として，ロボット手術に特有の落とし穴を解説した。さらには，ビギナーへの指導のポイントも盛り込んだ。

本書の構成

本書は前半に「総論」，後半に「各論」として分けている。

前半の「総論」では，ロボット手術の執刀に際して，どうしても必要な情報だけを厳選した。戦争を契機に開発された手術支援ロボットの歴史はそれなりに面白いが省いている。

後半の「各論」では，ロボット結腸手術の 4 術式を網羅した。結腸は右側結腸と左側結腸に分けられ，それぞれ以下のように分けられる（図 1）。

［右側］
・回盲部切除
・右半結腸切除

［左側］
・S 状結腸切除
　① FEEA（functional end to end anastomosis）；機能的端端吻合
　② DST（double stapling technique，ダブルステープリングテクニック）による経肛門的な吻合
・左半結腸切除

図1 ロボット結腸手術の術式

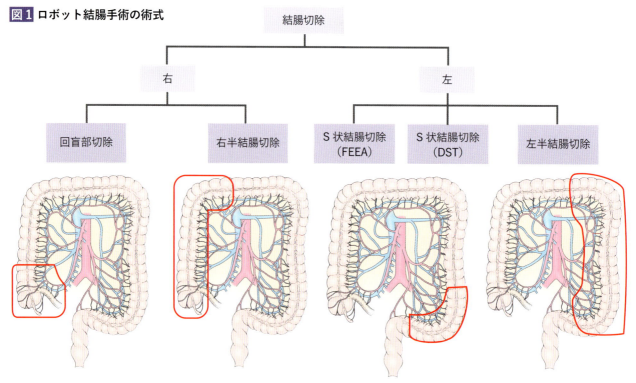

本書の使い方

　本書は，従来の手術教科書とは大きく異なる，新しい時代のハイブリッド型教科書である。もはや教科書というよりは教育コンテンツといってもよい。購入した読者は，紙面と動画コンテンツとの両輪で手術の理解を深められる。

　紙面は動画の「全体を俯瞰しづらい」欠点を補い，視認性がよい一覧表のようなものと，静止画に詳細な解説を入れている。一方で動画は，紙面の「動かないため詳細な手技がわからない」欠点を補い，文字どおり動く画像で手術手技を解説している。

　そのうえで，ビギナー，つまりロボット手術の経験がないか浅い読者は必ず総論を通読すべきである。加えて，ボタンの名称やダヴィンチ特有の鉗子名などは暗記すべきだ。手術中に「4番をティップアップからベッセルシーラーに替えて」「ガイドツールチェンジが効いてないからカメラで追って」という発言の意味がわからなければ，術者はおろか助手もままならない。ベテラン外科医も，総論は復習のつもりで一度通読することを薦める。

　各術式については，ビギナーは一度通読しておき，手術のたびに読み返すとよい。そして，各施設に特有の手技や機器を書き込むとよいだろう。そして手術前に動画を観るとさらによい。ベテランの先生方は，各術式をその手術前にざっと通読したうえで，やはり動画を観るとよいだろう。

総論

総論

① なぜロボットなのか

結論からいおう。
「ほとんどすべての手術はロボット手術になる」

なぜロボットなのか，という議論の意味がないほど，なぜロボットではないのか，という世界が目の前に迫っている。

理由はなぜか。手術支援ロボットは，「人間の能力を拡張するもの」だからだ。古くは車や電車が人間の足の機能を凌駕し，計算機が人間の計算能力を遥かに超え，パソコンが原稿用紙に取って替わり，最近では生成AIが数多くの職能に取って替わろうとしている。

手術支援ロボットが拡張するのは以下の臓器だ。

眼	肉眼より高精細の4Kの3次元モニター
手の本数	人間は2本，ロボットは4本
手の器用さ	こちらで3cm動かすと先端が1cm動く「スケーリング機能」 540°回る手関節，手ブレ防止
筋力	疲れて減衰する人間，絶対に弛まないロボット 同じ位置に居続ける能力

ちょっと挙げただけでもこれほどある。ほかにも，両手でデバイスを使えば止血能力がアップするし，ステープラーの関節も自由自在である。人間に勝ち目はないのだ。

ラーニングカーブが腹腔鏡手術よりよいとするエビデンスが出始めている[1]。

文献

1) Flynn J, et al: The learning curve in robotic colorectal surgery compared with laparoscopic colorectal surgery: a systematic review. Colorectal Dis 2021; 23: 2806–20.

総論

❷ 手術ロボットの欠点

圧覚がない

　ではロボットの欠点は何か。数年以内に克服される噂もあるが,
「圧覚がないこと」
である。圧覚とは, 正確には自分の皮膚の変形を感じ取る感覚のことで, 皮膚表在の感覚受容器で測定される。いわゆる「触覚」, なにかを触っている感じである。
　例えばお箸やフォークで食事を摂るとき, 直接食べ物に触れなくともそれの硬さや重さがわかる（図1）。圧覚があるとはこういうことだ。

図1 圧覚のイメージ

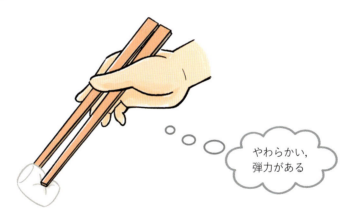

　圧覚がないということは, 自分が鉗子を動かしても何ひとつ抵抗がないことになる。
・何かにぶつかる
・引っ張ってちぎれかける
・分厚さを感じる
　これら無意識のうちに感じている情報が, ロボット手術では欠落する。初めて執刀したとき, それはそれは気持ちが悪かった。何をしても, すべて空中で何も掴まず宇宙遊泳をしているような感覚に囚われた。

　具体的な危険性としては,
「腸間膜を引っ張ってちぎっても気づかない」
「大動脈を突き刺して裂いても気づかない」
などがある。

3

ロボット手術では，これをすべて視覚からの情報で置き換えるのである。つまり，「これだけ膜が張っている見た目だから，きっとぴんぴん・ぱつんぱつんに圧がかかっているんだろう」と脳内で一瞬にして変換することが求められるのだ（図2）。

図2 視覚で得る情報

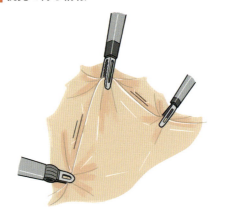
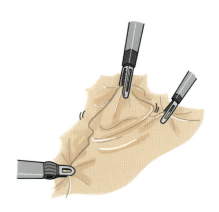

ぱつんぱつんに張っている　　　　　　　ゆるんでいる

　これが開腹手術・ラパロ手術との大きな違いである。
　筆者の感覚では，ロボット手術を執刀して20例ほどで視覚が圧覚をほぼ完全に補うから大したことはない。
　だが，大動脈瘤のある症例はちょっとした圧でも破裂することがあり，大動脈瘤のある患者ではロボット手術は適応外としている施設も少なくない。筆者は，執刀数が50例を超えた段階で，大動脈瘤のある患者でもロボット手術を執刀している。十分に慣れてから行うのがよいだろう。

ロボットの鉗子で腸管を持つと損傷する

　ロボットの鉗子は圧覚がないため，腸管をそのまま把持してしまうと損傷することが多い。そのため，**ロボットの鉗子で直接腸管を保持することは禁忌**と考えてよい。非常に重要である。
　腸管を動かしたいときは，必ず間膜や脂肪垂を持って動かすこと。その際，圧覚がないことで助手と引っ張り合いになり裂けることがあるため，助手は手を離したほうがよい。

踏み間違い事故

　ロボットでは止血のために，フットスイッチ（p.8）で通電をするため，フットスイッチの踏み間違いによる誤った焼灼が発生する。筆者の観測によると，踏み間違い回数はおおむね1手術で平均2回。以下の因子があると回数は増える。
・執刀医の年齢が高い
・執刀症例数が少ない
・急いでいる

　医療安全での常識でもあるが，「踏み間違いをしないように気をつける」のではなく「踏み間違えをしても大事故にならないようにする」ことが大事である。踏み間違いは「アーム1番（バイポーラ）を焼いたつもりがアーム3番（モノポーラシザーズ）が通電した」か，その逆であることが多い。なので，アーム1番や3番は常に腸管から離していることが重要である。

アーム同士のケンカ（干渉）

ロボット手術に特有の，アーム同士がぶつかり合うことによって行きたいところに行けない現象が発生する。これをアーム同士の干渉といい，身長が低い患者で発生しやすい。

さまざまなコツが必要になってくるが，まずは

・ポート同士の距離を最低でも7cm以上，可能であれば8cm以上にすること
・アーム同士の距離は握り拳ひとつが確実に入るようにすること

が必須である。

また，術中にアーム同士の干渉が発生した場合，助手がポートクラッチボタンなどで解除せねばならない。どうしても干渉が解決できず手術が進行できない場合には，術野をアームの届くところに持っていくといういわゆる「Move the ground」の考え方が使える場合もある。

スコープの使い方が難しい

多くのロボットで，スコープ（＝カメラ）は，30°斜視鏡と直視鏡の2種類が存在する。大腸手術で使うものは30°斜視鏡である。

図3を見ればわかるように，30°斜視鏡は常に術野を「見下ろしている」あるいは「見上げている」のである。適切なタイミングで，術者自身が切り替えないといつまでも見えづらいまま手術が進むことがある。助手の見やすさのためにも，達人はしょっちゅう切り替えている。

図3 30°斜視鏡と直視鏡の術野

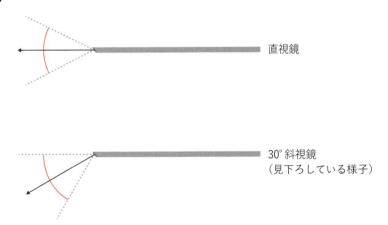

また，ダヴィンチのスコープはやや近接して見える。全体を俯瞰して見づらいため，カメラポートは浅めに入れることを意識するとよい。

ダヴィンチスコープを使ったままのラパロ操作（癒着剥離など）は行いづらい場合がある。フレキシブルカメラ全盛の今では助手も扱いに慣れていないし，前述の近接するクセがあるためだ。そういった場合には，ためらうことなくラパロ手術用のカメラを出すべきだ。

総論

③ 手術ロボットに特有のクセ

ロボットの利点，欠点を解説した。次は，どちらでもない「クセ」である。

没入による孤独

顔を入れるタイプのロボット（ダヴィンチ・hinotori™）は没入感がある（図1）。読者のなかにヘッドセットをつけてVRで遊んだことがある人はいるだろうか。

まるで自分の身長を1cmまで小さくして，患者の腹腔内に入り込んだような感覚だ。これを没入感という。

図1 コンソールをのぞいている様子

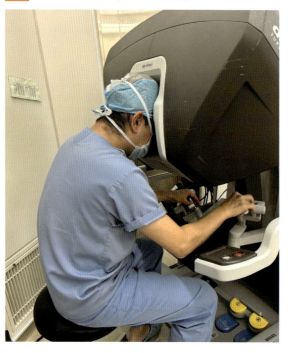

さらに，ロボット手術では助手の医師，器械出し看護師から物理的に離れるため，さらに孤独は増す。サージョンコンソールから顔を外して手術ベッドを見なければ，みんなが見えない。マイクはあれど，性能はあまりよいとはいえず，手術室は音楽や他スタッフの会話，デバイス音などの音があふれるため，会話によるコミュニケーションは開腹・ラパロ手術の60%程度だ。残念ながら対策はない。仕方ないので慣れよう。

なお，Hugo™では孤独感対策がされており，没入感がなく，顔を外さずともみんながすぐ見える（図2）。

図2 Hugo™ を使用する様子

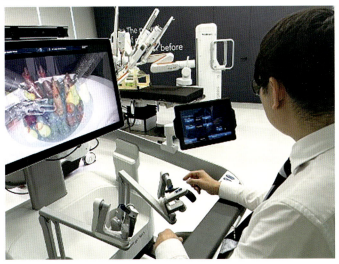

(https://news.yahoo.co.jp/expert/articles/d56b75c7c11f10a7bc31e6e4d986d4729856c0b1 より引用)

おいらはドラマー，両手両足を使う

　手術で両手を使うのは当たり前だが，両足を使うのはロボット手術ならではである．手術中の踏み間違いは多発している．筆者の観測では，50例以上執刀しているような熟練でも，だいたい1手術に2回は踏み違えている．

　なお，椅子の高さはある程度高めのほうがよい．理想は丸椅子の前半分にちょこんとお尻を乗せ，背筋を伸ばし，両手両足を動かしても体幹がぶれない体位がよいだろう．これは，両手両足を使う職業，つまりドラムスのプレイヤーの座り方である（図3）．坂本龍馬の姿勢とも似ている，腰に負担がかかりにくい体勢である．ただ，これだと坐骨に上半身の体重がかかるため，「術者の」褥瘡予防のために体圧分散ウレタンフォーム（ソフトナース®）を用いて除圧をしている（図4）．

図3 おすすめの座り方

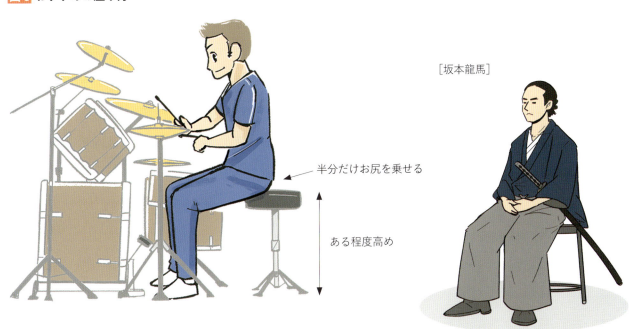

半分だけお尻を乗せる
ある程度高め
［坂本龍馬］

図4 術者のための除圧（ソフトナース®を使用）

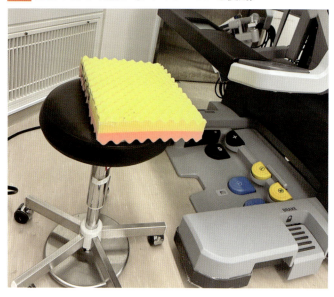

そしてフットスイッチをしっかり学ぶことが大切だ。ダヴィンチのスイッチ並びを図5に示す。

図5 ダヴィンチのフットスイッチ

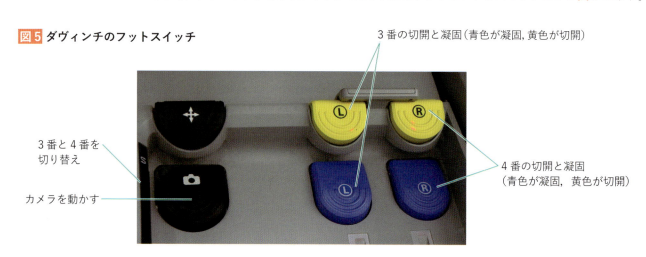

加えて，執刀前にシミュレーターによるシミュレーションを最低30時間はやるべきである。目安は，シミュレーターのなかにある「Three arm relay」というもので100点が取れるまでやろう。

座って執刀

「**両手両足を使う**」とも関連するが,「立って切る」のが当たり前だった外科医は,座って執刀するロボット手術のあまりの快適さに,もう立って手術ができなくなる。

初めは慣れないだろうが,座って肘置きに肘を置いて行う手術は,とても快適かつ細かい動きができるようになるのだ（図6）。根性主義から効率主義へ。

しかし欠点はある。精緻な動きがやりやすくなる代わりに,大きな動きができなくなるのだ。これについては,「フィンガークラッチ機能をほどよく使う」ことで解決できる。

この機能を使うと,奥まで行ってしまった手を,こちらに戻すことが可能なのだ。あまりこまめにやると時間がかかるが,ほどほどに使うと手術は円滑になる。くれぐれも,こんなに手が伸びきることがないように（図7）。

図6 肘置きを有効活用する

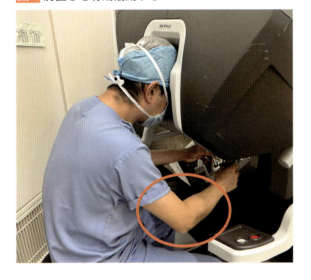

図7 腕が伸びた悪い例

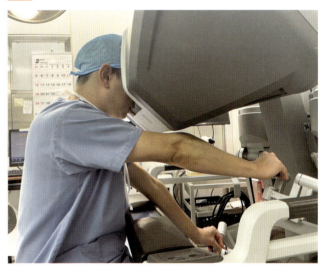

電気メスの角度が変わる

ロボットは,電気メスを含むすべての鉗子の手先の角度が変わる。使えば非常に強い武器になるが,実は0～30例目までの初学者では使い忘れてしまい,まっすぐのままで「ラパロ化」してしまっていることが多い。

薄く膜を1枚切るときには手先を寝かせて撫でるようにするし,血管をすくうときは上下左右から回り込める。

「**先端の角度が変わることをフル活用する**」という強い意識が必要である。

総論 ❸ 手術ロボットに特有のクセ

総論

④ ロボット手術における助手の考え方

助手ポートの挿入

・肥満や癒着症例では迷わず助手ポートを 2 本入れよ
・出血が心配なら 12mm ポートをためらうな

　肥満，癒着，巨大腫瘍など，難易度の高い非典型的な症例では迷わず助手ポートを 2 本入れるべきである。ロボット手術は途中からポートを追加しづらいため，手術開始前のプランニング時点に決めておくとよい。また，凝固能に懸念があるような症例においては，ガーゼの出し入れなどで有用な 12mm ポートを最初から選択すべきだ。

助手に何をしてもらうべきか

　術中に助手をいかに使うか，も術者の能力である。肥満で視野展開が悪ければ小腸をどかせたり，膜が伸びやすい高齢者症例では，助手に膜を引っ張ってもらうことによってテンションを追加したり，耐術能に心配のある症例では助手をフル活用して手術時間を短縮させることを考える。
　今後増えると予想される，内視鏡外科技術認定試験に提出するロボットのビデオのためには，助手がベテランの場合でも，助手が勝手に視野を作るのではなく，術者に指示を出させる必要がある。
　胃癌手術では原則として助手を使わずに（つまりあくまで緊急用としてのみ存在させ）手術を進める執刀医がいるが，大腸においてそれは得策ではない。大きな展開が多い結腸手術では，助手をどう使うかが手術時間短縮の鍵になる。

　とはいえ，ロボット手術では術者のみがカメラを動かすため，術野が助手に最適化していないことがある。助手が持つところをわざわざ見せなかったり，助手の鉗子の出し入れの際にいちいちカメラで追いかけてあげなかったり，などである。キャリアの浅い外科医が助手である場合，視野の外で助手が臓器を損傷するリスクには十分に注意が必要である。

総論

❺ ロボット支援下結腸手術で使う鉗子たち

ロボット手術では，これまで使っていた鉗子とはまったく別の名前・機能の鉗子たちが登場する．まずは名前を丸暗記だ．

Fenestrated Bipolar Forceps（図1）

- 通称「フェネストレイテッド・バイポーラ」
- 「ものを持つ」と「止血」を同居させたデバイス．主にアーム1番，術者の左手として使う．

図1 フェネストレイテッド・バイポーラ

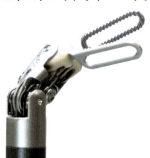

©2025 Intuitive Surgical

Monopolar Curved Scissors（図2）

- 通称「モノポーラシザーズ」
- 「電気メス」と「ハサミ」を同居させたデバイス．主にアーム3番，術者の右手として使う．ハサミを閉じて電気メスとして使ってよし，通電させながらハサミをチョキチョキしてもよし．先端以外はチップカバーにより絶縁されているので安心．

図2 モノポーラシザーズ

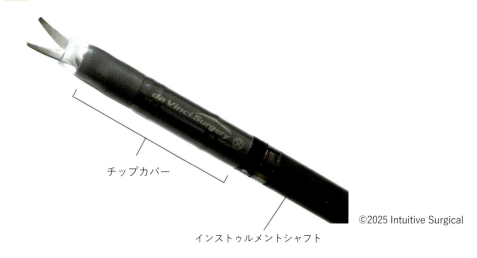

©2025 Intuitive Surgical

Tip-up Fenestrated Grasper（図3）

- 通称「ティップアップ」
- 柄の部分が長く，Tip-up（跳ね上げる）の名前のとおり，組織をぐいっと上に持ち上げることができる頼れる鉗子。主にアーム4番として使用する。把持力はかなり弱いので，主に横に倒して使う。

図3 ティップアップ

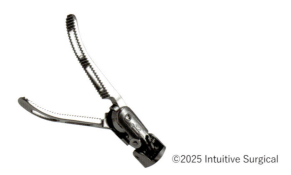

©2025 Intuitive Surgical

Cadiere foceps（図4）

- 通称「カディエール」
- 非常に把持力が強いので，絶対に腸管を掴んではいけない。しかし間膜を持ってぐいと引っ張り上げるのに有用。Tip-up鉗子より短い。
- 名前の由来だが，もしかすると初めてロボット手術を執刀した外科医の名前から採っているのかもしれない[1]。

図4 カディエール

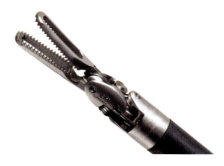

©2025 Intuitive Surgical

Midium Clip Applier（図5）

- 通称「クリップアプライヤ」
- ヘモロックというクリップを使うための専用鉗子。自由に角度が変わるので，クリッピングは

図5 クリップアプライヤ

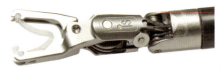

©2025 Intuitive Surgical

ダヴィンチ用30°斜視鏡（図6）

- 通称「ダヴィンチカメラ」
- ロボット専用のカメラ。主にアーム2番として使用する。長く，重く，これを腹腔鏡手術として使うのは非常に使いづらい。斜視鏡に慣れていないと見上げ，見下ろしの切り替えにとまどう。どちらも，黒い部分を持ったままカメラをくるりと180°回すと切り替えることができる。
- ロボット手術でも，ロールイン前に腹腔鏡操作を長時間行いたい場合は，いつも使い慣れているカメラを用意するのもアリである。

図6 ダヴィンチ用30°斜視鏡

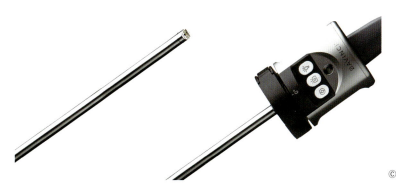

©2025 Intuitive Surgical

> **Point** ガイドツールチェンジについて。
> これは，手術中に頻繁に行われる鉗子の交換を安全に行う機能である。抜く前の鉗子の先端の位置が記憶されているため，新しい鉗子を同じ位置に入れることができる（実際には数mm手前で停止する）。
> しかしこの機能は絶対的なものではなく，途中に臓器があっても関係なく記憶するため，損傷の危険性はある。また，予期せぬタイミングでガイドツールチェンジが効かない（つまり記憶されていない）ことがあるため，盲信は危険である。
> ガイドツールチェンジがない場合は，カメラを動かしてポートから入り，目的地に辿り着くまでカメラで追うべきである。

文献
1) 中辻隆徳, ほか：外科医の求めるロボットハンド. バイオメカニズム学会誌 2008；32：125-9.

総論編

❻ 暗記すべき各部位の名称

各機器の役割

ダヴィンチは「サージョンコンソール」「ペイシェントカート」「ビジョンカート」の3つからなり，特にペイシェントカートの各部位は暗記する必要がある。「スイートスポットに入れるためにインストゥルメントクラッチボタンで位置を動かして，ドッキングの後にはアーム間に握り拳ひとつ入るようにポートクラッチボタンを押して調整する」の意味が完全に理解できる外科医は，すでに習熟しているため本項をスキップして各論へ進んでよい。

サージョンコンソールは術者が座り，3D画像を見ながら手元のコントローラーを操作する（図1a）。

ペイシェントカートはその名のとおり患者側の4本のロボットアームがある蜘蛛の足のような機器である（図1b）。

ビジョンカートは，手術中の画像が映し出されるモニターとともに，電気機器を接続する機械や録画機器も搭載されたタワーである（図1c）。

図1 機器の名称

a. サージョンコンソール　　　b. ペイシェントカート　　　c. ビジョンカート

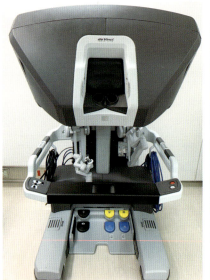
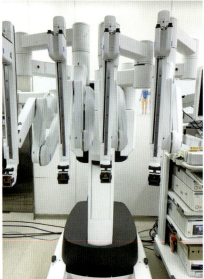
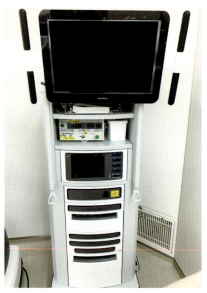

サージョンコンソール

動かし方

- 左右方向のみにしか動かないため，無理に背面を押して移動しない。
- 移動する際はブレーキを解除する。サージョンコンソールの幅が大きく障害物に接触する危険があるため，原則2人で移動することが望ましい。
- サージョンコンソールの動かし方・緊急停止の仕方は必ず習得しておく。一度は，臨床工学技士（ME）と一緒に（あるいは指導のもと）動かす練習をすること。災害時や突然のME不在時など，有事の際には外科医が動かせるようにしておく必要がある。
- F1レーサーは，道路のコンディションや気候，マシンの調子，ライバルのペースなどから常にベストな結果を出せるよう，レース中であってもメカニックと密に連絡を取り合っている。われわれロボットサージョンもまた，プロとして操るマシンには詳しくありたい。

各部位の名称と機能（図2） ★は覚えるべき用語

① **3Dビューア**：高解像度ステレオ3Dの液晶ディスプレイから構成。
② **マスターコントローラー**：術者は手術部位を見ながらマスターコントローラーを握る。鉗子またはカメラの先端部は，マスターコントローラーを操作している術者の手と同じ動きをする。
★③ **タッチパネル**：タッチパネルユーザーインターフェース，エルゴノミクス調整，電源および緊急停止ボタンから構成。
★④ **フットスイッチパネル**：モノポーラおよびバイポーラなどのインストゥルメントの機能をアクチベーションさせる。

図2 サージョンコンソールの部位名称

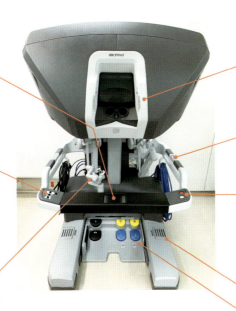
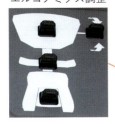
エルゴノミクス調整
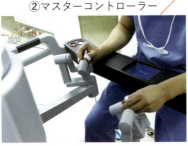
②マスターコントローラー

①3Dビューア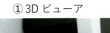
ハンドル
電源・緊急停止ボタン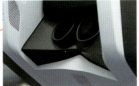
ブレーキスイッチ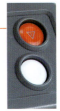
④フットスイッチパネル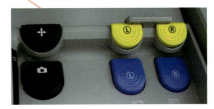

総論 ❻ 暗記すべき各部位の名称

> ● Advanced ●
>
> 昔，ある外科医がロボット手術を執刀中，サージョンコンソールから「よっこいしょ」と手をついて立ち上がろうとして，誤って緊急停止ボタン（赤の三角ボタン）を押してしまったことがある。
>
> すぐにロボットは停止してしまったが，そのまま数十秒待ってから，緊急停止ボタンの下の電源ボタンを押した。すぐにロボットは再起動し，問題なく手術を継続することができた。
>
> このように，ロボット手術は非常に機械依存度の高い手術である。だから，動かし方やピンチのときのトラブルシューティングについて，ME や看護師に頼るのではなく，「外科医が」習熟しておく必要がある。
>
> なお，ME はダヴィンチ製造元のインテュイティブサージカル社からトラブルシューティングについて一定の教育を受けているが，究極的には「再起動，だめならサービスセンターに電話」なのである。
>
> 余談だが，拙著「俺たちは神じゃない　麻布中央病院」という小説では，アームが誤作動して大出血してしまうが，ME がたまたま昼食休憩をしており，さらに術中に寝ていた麻酔科医を起こして対応するシーンを登場させた。

ペイシェントカート

各部位の名称と機能（図3）　★は覚えるべき用語

図3 ペイシェントカートの部位名称

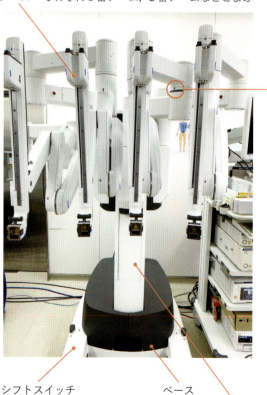

★アーム：それぞれ1番アーム，2番アームなどとよぶ

シフトスイッチ　　ベース　　カラム

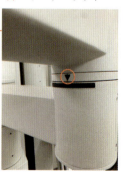

★スイートスポット

〇の▼が，黒いバーの間に入るようにする。

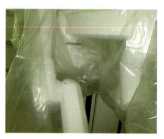

※実際には半透明の清潔なドレープがかかるため，スイートスポットは見えづらい。

ドレープを装着させる磁石

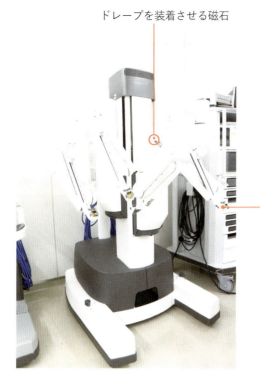

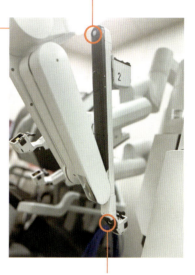

★ インストゥルメントクラッチ：鉗子またはカメラの先端を移動させるために使用。

インストゥルメントクラッチとポートクラッチの使い方は重要なので，動画で学ぶこと。

★ ポートクラッチ：アーム同士の干渉が起きないよう，アームを動かして位置を決めるのに使用。

＜背面＞

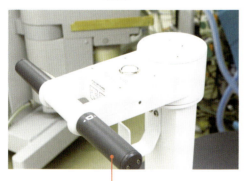

カートドライブ：ペイシェントカートを操作するのに使用。

17

ビジョンカート

動かし方

- 移動する際はブレーキを解除する。サージョンコンソールの幅が大きく障害物に接触する危険があるため，原則2人で移動することが望ましい。

各部位の名称と機能（図4）

図4 ビジョンカートの部位名称

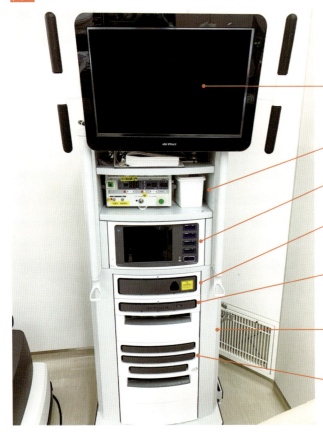

①タッチスクリーン：手術中の画面に直接線を書き込んで指導したり，カメラや鉗子の設定を操作できる。

②アクセサリ棚：送気装置などを収納。

③erbe VIO dV：一体型電気手術装置で，腹腔鏡下手術でも併用することが可能。

④エンドスコープコントローラ：手術部位を照らす高解度光源と，エンドスコープから送られるビデオ画像を処理する電子装置で構成。

⑤ビデオプロセッサ：エンドスコープからの入力画像を受理して処理した後，システムの電子装置を介してタッチスクリーンと3Dビューアに送信する。

⑥タンクホルダ：送気装置の使用に用いるタンクを収納するホルダが2つある。

⑦コア：ビデオ画像を高解度処理する電子装置やシステム制御アルゴリズムから構成。

フロントパネル

各部位の名称と動かし方（図5）

- 電源ボタンを押して立ち上げる。
- バイポーラ，モノポーラの設定は1～8段階まであり，医師の指示で調整する。

図5 フロントパネルの部位名称

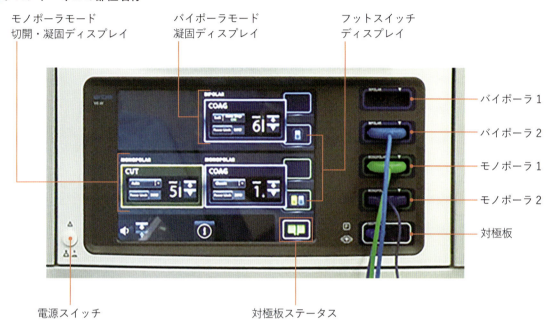

注意点

- バイポーラコード（青）とモノポーラコード（緑）は必ず決まった向きがあり，白い逆三角マークと三角マークが同じところに挿入する（図6）。

図6 コードの挿入方向

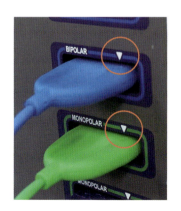

19

- モノポーラコード，バイポーラコードは長いため，術中に床につきそうになることがあり，不潔になりやすい。コードの管理は看護師が行うことが望ましい。
- 向きが逆でもソケットには挿入可能のため，接続する際は確認する必要がある。いざ使用するとき作動しないと，思わぬ事態につながりかねないので注意する。
- 対極板を専用のソケットに挿入したら対極板ステータスが緑になるため，必ず確認する（図7）。

図7 対極板ステータスの確認

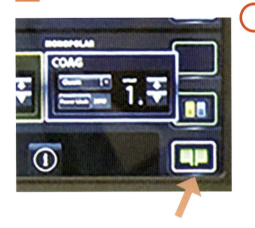
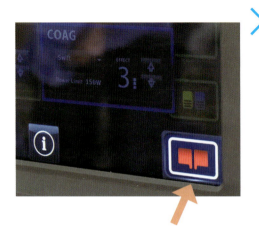

文献
1）中山裕次郎 編：ダヴィンチ導入完全マニュアル．メジカルビュー社，2023．

総論

❼ 手術ロボットの種類

　近年，ダヴィンチの特許が切れたことをきっかけにしていくつかの手術支援ロボットが世に出ているので，簡単に紹介しよう。なお，国内，世界どちらも圧倒的なシェア一位は依然，ダヴィンチである。

da Vinci サージカルシステム（ダヴィンチ）

　もともと湾岸戦争（1991年ごろ）の時代に，遠隔で兵士の手術ができないかという発想から生まれた。もともとは米国政府主導であったが，のちに民間企業が扱うようになった。
　ダヴィンチは，まるでiPhoneのように次々と新機種が登場している。
ダヴィンチS→ダヴィンチSi→ダヴィンチXi(エックスアイ)(2015年リリース，2025年現在の主流モデル)→ダヴィンチX(エックス)→ダヴィンチSP
　現在使われているのは，大多数を占めるXi，そしてXiの廉価版であるX，そしてシングルポート（Single Port）バージョンであるSPである（図1）。

　Xiと比較してXは，価格が8,000万円ほど安く（2億8,000万円 vs 2億円），そして「ブームローテーション機能」がない。筆者はどちらも使用経験があるが，正直なところXで十分である。デバイスなどすべて共通している。「ブームローテーション機能」がないため，ロールインの際の角度だけ厳密に練習する必要があるが，時間ロスはほぼなく，たいした手間ではない。SPはまだ導入施設が少なく，結局は5cmほどの創が必要なためXiより大きなメリットを感じるものではない。

図1 ダヴィンチ
［ダヴィンチX］

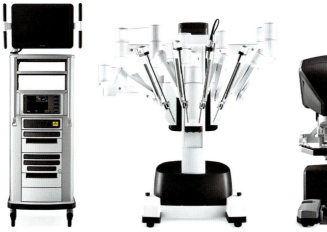

©2025 Intuitive Surgical

［ダヴィンチ Xi］

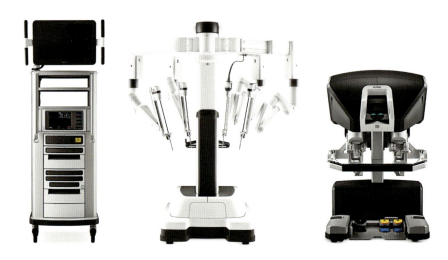

©2025 Intuitive Surgical

hinotori™

　国産ロボットであるhinotori™（図2）は，川崎重工業という産業ロボットの会社と検査会社のシスメックス株式会社の偉い人が友達だったため合同で作られた会社で開発された．筆者は社長に一度取材をしたことがあるが，hinotori™についてとんでもない自信をおもちであった．
　マシン性能としては，「ほぼダヴィンチと変わらない」と筆者は評価している．術野周りが少しすっきりしているためアーム同士の干渉が少ない．1億円と低価格は大きな魅力である．国産としてもなんとなく応援したい．なおネーミングは，手塚治虫の「火の鳥」から採られている（ちゃんと許諾もとっている）．

図2 hinotori™

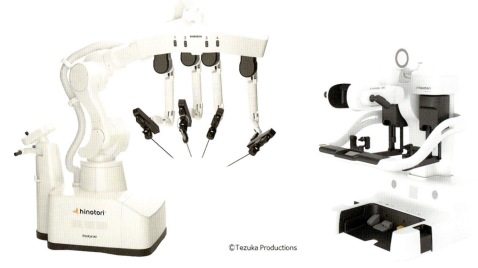

©Tezuka Productions

（提供：株式会社メディカロイド）

Hugo™

　ヒューゴ，と発音する．こちらも筆者はメドトロニック社を取材したことがあるが，諸外国（南米・ヨーロッパ）でよく使われている人の名前らしい．2022年12月に販売を開始したばかりの新しいマシンだ．

Hugo™はアームが独立している点，そして下の写真のように執刀医の見るモニターが没入型でない（顔を突っ込むタイプではない）点が大きく異なっている。筆者はデモ機を操作した経験があり，特にほかのロボットと遜色ない，という印象である。

　Hugo™は図3のように3つのパーツからなる。真ん中の4つはアームとよばれ，実際に患者の体に刺さって動く。椅子に座り，専用3Dグラスを装着する。先行のロボット2機（ダヴィンチ・hinotori™）と異なり，大きな画面を見ながら執刀するスタイルだ（図4）。

図3 Hugo™

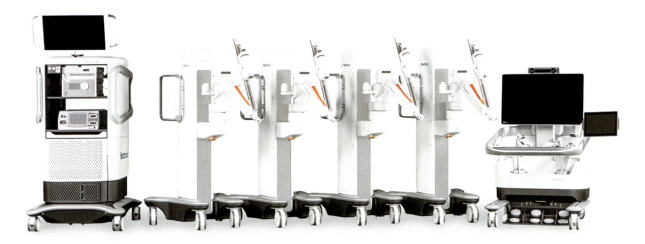

（提供：コヴィディエン ジャパン株式会社）

図4 Hugo™を操作する様子

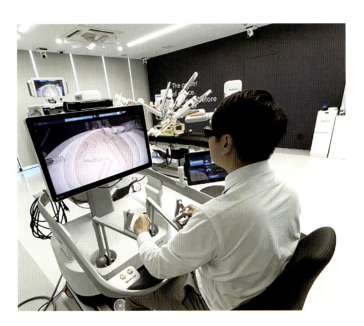

　ダヴィンチ・hinotori™では4本のアームが1つにまとまっていたため，ロールイン・ロールアウトを一斉に行うことができた。一方Hugo™は，アームがすべて独立しているため，それぞれを手術台に入れていく作業が必要だ。そのため，ロールイン時間は延長し（おそらく3倍以上），手間は増え，手術室はさらに広いスペース（おそらくダヴィンチ最低平米の1.5倍）を要するというデメリットがある。

　しかしこれはメリットでもある。四方八方どこからでもロールインできることで手術の可能性がかなり広がる。新しいポート配置を開発し，これまでやりづらかったことが容易になる可能性を秘めている。外科医としては，こういう「余地」は職人心をくすぐられるのだ。

Saroa

　開発は大学発ベンチャー，リバーフィールド社。筆者が取材した2017年9月では，開発途中であった。

　こちらはダヴィンチ・hinotori™と似た設計であるが，なんといっても「圧覚（触覚のようなもの）がある」という強力な魅力がある。ダヴィンチ唯一の欠点といわれている圧覚。空気圧で制御することによりこれを実現した。それ以外の特徴としては，アームが3本（ダヴィンチ・hinotori™は4本）である点（図5）。小さい手術でより活躍するだろう。Saroaを使った大腸癌手術は，ある程度助手のレベルが求められることになる。なお，ソアラじゃなくてサロアです。

図5 Saroa

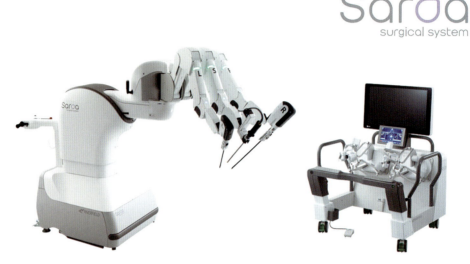

（提供：リバーフィールド株式会社）

各論

各論

回盲部切除術・右半結腸切除術

手順
（図1）

① 小切開で気腹，ポート挿入
② 体位取り，小腸排除
③ ロールイン
④ （以下，コンソール操作）後腹膜アプローチで肝彎曲部授動まで
⑤ Surgical trunk 郭清
⑥ 網嚢開放，肝彎曲部授動
⑦ 吻合（体腔外・体腔内）
⑧ 閉創

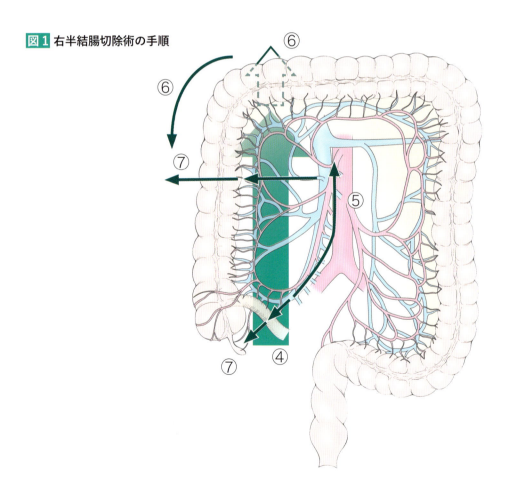

図1 右半結腸切除術の手順

| 体位 | ・砕石位
・［ダヴィンチ同期ベッドがない場合］頭低位12°＋左低位12°
・［ダヴィンチ同期ベッドがある場合］始めは頭低位15°＋左低位15°で，Surgical trunk 郭清時（p.37）に頭高位10°としてもよい。 |
|---|---|
| ポート配置（図2） | ・逆L字型
・術者は患者の左側，助手は右側に立つ。
・体腔内吻合を行うか，体腔外吻合とするかでポート位置・小開腹部位が変わる。 |

図2 ポート配置

a：ポート配置　　　　　　　　　　b：術者・助手の立ち位置

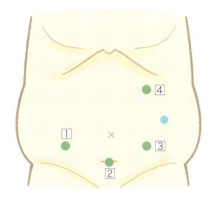
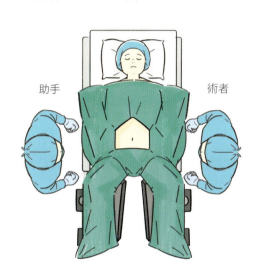

● ダヴィンチ用・8mm
● 助手用・5mm（または12mm）

ロールイン角度（図3）	・ダヴィンチXi は患者右から，ダヴィンチX は患者右上からロールインする。

図3 ロールイン

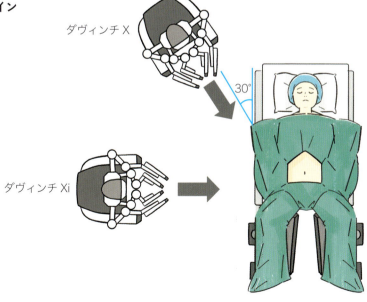

| ポート番号と鉗子 | アーム1 フェネストレイテッド・バイポーラ　　アーム3 モノポーラシザーズ
アーム2 ダヴィンチカメラ　　　　　　　　　　アーム4 ティップアップ |
|---|---|

①小切開で気腹，ポート挿入

小切開

- ファンネルスティール切開は，恥骨上縁から二横指頭側に 4cm 皮膚を横切開する（図4a）。脂肪を掻き分けて腹直筋鞘を縦に切開する（図4b）。コッヘルで把持して持ち上げ，腹膜を切って腹腔内へ。

図4 小切開

a：ファンネルスティール切開

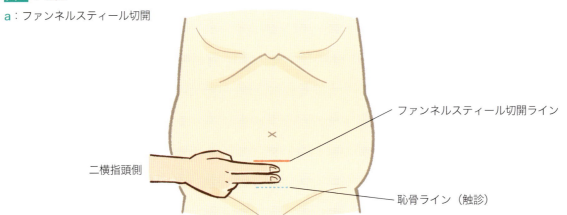

b：腹直筋鞘の切開

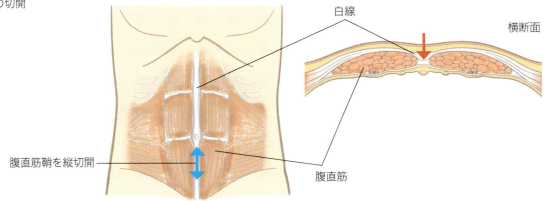

Point 臍の小開腹と異なり脂肪が分厚い部分である。また，切開する方向が"尾側へ尾側へ"と向かってしまうと，膀胱を開けてしまうので要注意である。
筆者は肥満患者で1例だけ膀胱損傷を経験してしまった。その場合，3-0 バイクリルなどで二重に縫合閉鎖し，さらに減圧のために術後バルーンを術後 7 日ほど（つまりいつもより長めに）留置すればまずリークは発生しない。

気腹とポート挿入

- E・ZアクセスⓇラッププロテクターFF0707用を装着する（図5）。蓋パーツにメスで切開を入れ，ダヴィンチポート8mmをそこに挿入し，気腹する（図6）。

図5 E・ZアクセスⓇラッププロテクターの装着

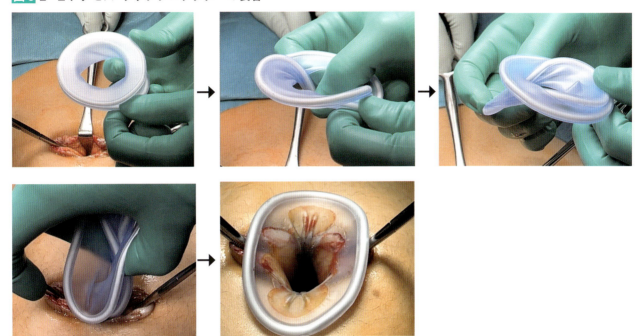

図6 ポート挿入

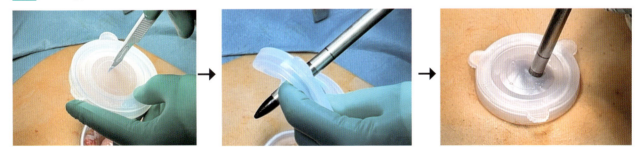

Point E・ZアクセスⓇラッププロテクターの挿入は地味に難しい。コツとしては，片方だけ筋膜をコッヘルで把持し，ぐっと挙上すると入れやすい。加えて，腹腔内で小腸や大網などを巻き込まないように注意する。巻き込み事故はときどき発生する。大網なら大したことはないが，小腸を巻き込むと壊死することがある。

②体位取り，小腸排除

体位取り

- 体位は頭低位（ヘッドダウン）12°＋左低位12°で始める（図7）。慣れないうちは角度計を用いて測定するとよい。これ以上ヘッドダウンをすると，**網嚢開放**（p.46）のときに視野が取りづらくなるのですべきでない。肥満症例や癒着のある症例などで，12°のヘッドダウンだけで視野が確保できない場合は，後でヘッドアップすると諦めて（つまり5分ほどのタイムロスを受け入れて）15°かそれ以上のヘッドダウンをしよう。
- なお，高級品であるダヴィンチ同期ベッドを使っている場合には，始め頭低位15°＋左低位15°で，**Surgical trunk 郭清**（p.37）の前に頭高位10°としてもよい。

図7 体位取り

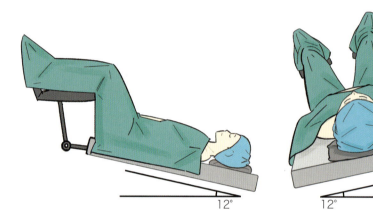

- ロボット支援手術での体位固定具として推奨するのは，ハグユーバック®とピンクパッド®だ（図8）。ハグユーバック®はリユース，ピンクパッドはディスポーザブルである。コストの点でどちらがよいか検討したところ，およそ週に5件以上のロボット手術を行う場合はハグユーバック®，3件以下であればピンクパッド®がよいだろう。ハグユーバック®は定価50万円と高価で，ヘビーに使う病院では2年に1回ほど破れて買い替えが必要になるようである。なお，体位固定に要する時間はピンクパッド®がはるかに早く，ハグユーバック®の半分ほどである。
  ※メーカーからの情報によるとハグユーバック®は販売を終了しており，後継品としてハグフォーム（59万8,000円）が販売されている。

図8 体位固定具　　ピンクパッド®

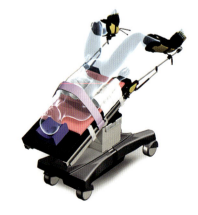

小腸排除

- 体位を取る（患者を傾ける）だけで，重力で小腸が十分頭側に移動してくれる場合があるが，そうでないときには，小腸排除はロールイン前に腹腔鏡下に行う。助手は手を出さず，術者が左手でカメラを持ち，片手で小腸をすべて頭側へ送っていくとよい。きちんと虫垂，終末回腸が見えるところまで行う。
- コツは，すべての小腸をしっかり頭側に送ることだ（図9）。癒着があり難しい場合は，そのままにしておいてロールインする。腹腔鏡下に癒着を剝離してもよいが，ロボットのほうが楽である。肥満や上腹部に癒着があって小腸が移動するスペースがない場合など，どうしても視野が取れないときは，20°ぐらいまでヘッドダウンを強めよう。

図9 小腸の排除
a の状態から小腸を頭側に排除していく。
b の状態からさらに小腸を頭側に上げる。

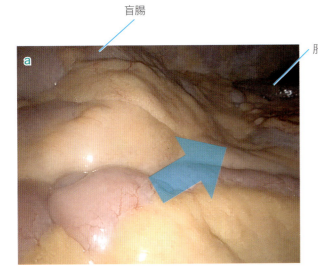
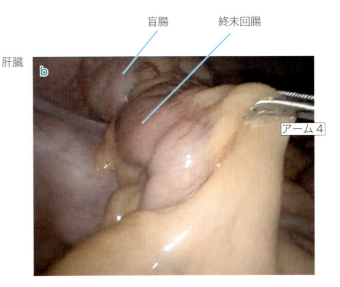

③ロールイン

- ダヴィンチ Xi であれば，患者の右側から入れば角度にこだわる必要はない。適当にロールインしたら，だいたい上行結腸の中央〜肝彎曲部あたりでターゲティングをしよう。
- ダヴィンチ X ではロールイン角度が重要なので，術前にシミュレーションを行い，侵入角度やベッド位置を手術室の床にビニールテープで貼っておくとよい（図10）。キーワードは**スイートスポット**である。
- スイートスポットとは，アームの開き具合を示す下三角の印がここからここまでの範囲に入っていればOKですよ，というものだ（図11）。
- **アーム2番のカメラポートのスイートスポットが，黒いバーに入っていることを確認する。**患者の体型により，ベッドをスライドして調整する。ロールインは近すぎても遠すぎても後で操作しづらくなる。

図10 ロールイン

当院ではベッドとだいたい30°の角度でロールインする。

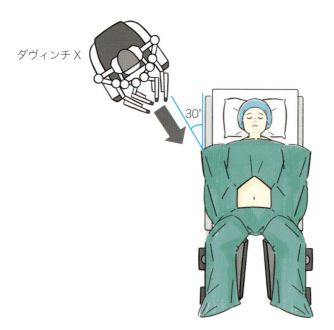

ダヴィンチX

手術室の床にテープでロールイン角度の目印をつけている

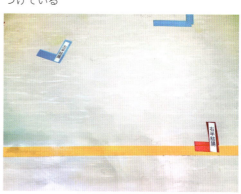

図11 スイートスポット

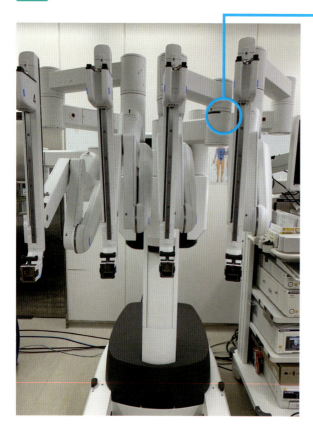

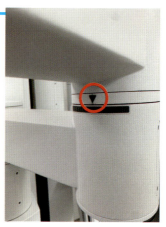

⭕の▼が，黒いバーの間に入るようにする。
※実際には半透明の清潔なドレープがかかるため，スイートスポットは見えづらい。

④（以下，コンソール操作）
後腹膜アプローチで肝彎曲部授動まで

後腹膜アプローチとは何か

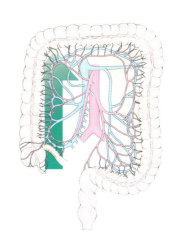

- 「後腹膜アプローチ」とは，簡単にいえば「小腸をすべて頭側に排して，終末回腸から盲腸のあたりを頭側にめくるように剥離していくアプローチのこと」である。この名称は別名が多く，「後腹膜先行剥離アプローチ」や「尾側アプローチ」ともよばれる。
- このアプローチ方法は，古（いにしえ）の開腹手術のころには割とメジャーだったものの，ラパロ手術全盛になり「内側アプローチ」が流行して一時は廃れたが，ロボットになり再び注目されている方法である。
- 「内側アプローチ」とは，「回結腸動静脈のすぐ尾側から腸管膜を切離していい層に入り，剥離を進めるアプローチのこと」である。それ以外にも，上から（肝彎曲部から）行う方法や上から下から挟みうちする方法など，いろいろな方法が存在する。正直なところ，ロボットではどのアプローチでも構わない。言い換えると，どの方法でも手術は遂行可能，ということだ。
- ではなぜ「後腹膜アプローチ」で話を進めるのか。その理由は，
  - **・最も簡単だから**
  - **・体位変換が不要だから**

  の2点に集約される。
- 筆者はこれまでロボット結腸手術を多数執刀してきたなかで，さまざまなアプローチを試してきた。もちろんどのアプローチでも手術は可能だった。だが，難易度が最も低く（つまり手技上のトラブルが少ない），体位変換が原則として不要なのは「後腹膜アプローチ」だった。
- ロボット全盛時代を目前にして，間違いなくロボット支援下の回盲部切除と右半結腸切除術はこの「後腹膜アプローチ」に集約されるだろう。

後腹膜アプローチによる剥離

- アーム4番は虫垂間膜を把持し，腹側に吊り上げる。助手は終末回腸の腸間膜を把持し，アーム4番と同じように腹側に持ち上げる。
- 外側も内側もまんべんなく剥離を進めていく（図12）。術者左手（アーム1番）は基本的に組織を吊り上げるが，ときどきは背側の組織を持つ。

図12 外側・内側の剥離

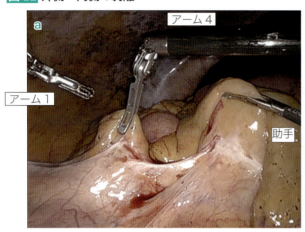
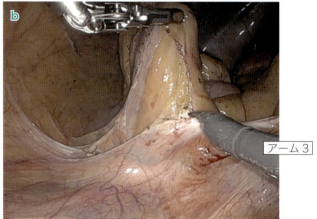
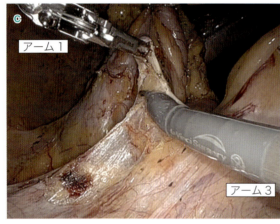

- ここでの注意は，**アーム1番は「背側の組織を持つけれど，そのまま背側（画面でいう下側）方向に牽引したら危ないよ」ということだ**。総論で述べたように，ロボットには圧覚がない。このまま背側へ引っ張ったのでは総腸骨動脈や尿管などを損傷してしまう。だから，画面手前に引っ張り，切離ラインがV字の谷として現れるようにするのである（図13）。

図13 アーム1番の牽引方向

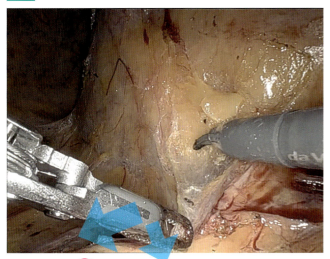
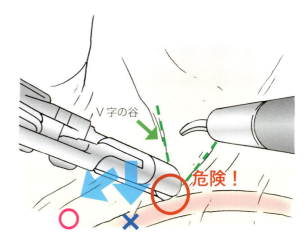

●Advanced●

ラパロとの相違点1：
助手に膜を持ち上げさせるところまでは同じだが，ロボット（アーム4番）は自分で動かさねば動かないため，左足フットスイッチを蹴りアーム4番に切り替えてちょくちょく持ち上げ直さなければならない。ラパロ手術では上手な助手なら自動で牽引力を強めてくれるが，ロボット手術はそれも自分ですべてコントロールする。面倒だが，面倒くさがると結果的に進みが遅い。

ラパロとの相違点2：
繰り返すがアーム1番はくれぐれも背側に引っ張らないように。大血管損傷の死亡事故例がある。これはS状結腸切除での内側アプローチでも同じ注意になる。「とにかくロボットでは背側に引っ張らない」を体に叩き込もう。

- 十二指腸を見つけたら，やはりアーム1番で組織を吊り上げつつ，モノポーラで膜をそっと（＝ごくわずかに熱凝固を加えつつ）切開しながら十二指腸を背側へと落としていく（図14）。

図14 十二指腸の剥離

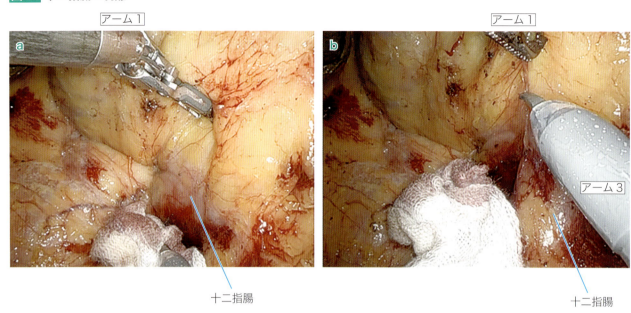

> **Point** 十二指腸は敏感な臓器であり，麻痺する可能性があるため，十二指腸を背側へ鈍的に落とさないようにする。筆者は術後に十二指腸麻痺で1カ月の経鼻胃管留置を余儀なくされた症例の経験がある。剥離の際は十二指腸ギリギリでなく，周囲組織も少し残したまま3mmほど上を剥離し，「十二指腸は極力触らない」を鉄則にしよう。

- 続いて外側で腎臓前のGerota筋膜を，内側では十二指腸と膵頭部を背側へ落としていると，そろそろ副右結腸静脈が見えてくる（図15）。ここでやめずに，さらに頭側まで剥離を進める。

図15 副右結腸静脈の確認

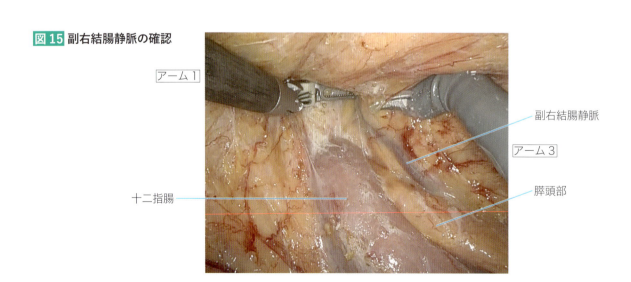

⑤ Surgical trunk 郭清

- ダヴィンチ同期ベッドを購入している施設では，アームをすべて抜くだけで，ポートとアームの接続は外さぬままボタン1つで簡単に体位を変えることができる。
- そのベッドがない施設では，少なくともアームをすべて抜き，ポートのドッキングをすべて外す，または可能なら一度ロールアウトしたうえで，ベッドを動かして体位を変えることができる。

> **Point** 慣れると2～3分以内に体位変換は終えられるので，必要だと思ったら面倒がらずに体位を変更したほうがよい。多くの場合，体位を変えたほうが早い。

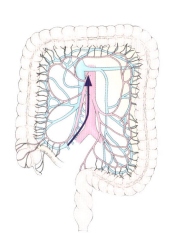

- いよいよ本手術の山場である。Surgical trunk の郭清を言い換えると，「**上腸間膜静脈（SMV）をつるつるにし，その周りの脂肪を取りながら途中で現れる血管を損傷しないように気をつけつつ処理していく**」となる。
- Surgical trunk 郭清の最終目的は，切除部位に流入する血管を切離し，転移の可能性のある所属リンパ節をまとめて取り除くことである。
- Surgical trunk 郭清は，学会や研究会でも単独のテーマになるほど重要かつ難易度の高いシーンである。難しい理由は，
  - 静脈系の郭清（＝弱い静脈をムキムキにしていく）であり，損傷しそうで怖い
  - 術前CTなどでも完璧な把握が困難
  - なのに個人差が大きい

  からである。つまり，どうしてもある程度は手術中本番に手探りでいくしかないのである。ロボットは手先が器用になる反面，圧覚がないため慎重に少しずつ剥離を進めていく。
- コンセプトは図16のようになる。まずはこの模式図で血管の走行を暗記する必要がある。そのうえで，実際の手技を図17と動画で学んでほしい。

図16 Surgical trunk 郭清の模式図

①回結腸動静脈（ICA・ICV）の血管茎（pedicle）をアーム4番でしっかりと把持して持ち上げ，そのすぐ下から入って穴を開ける

②穴を右側（＝内側）に進めていく

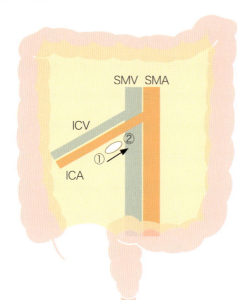

※ICAがSMVの
　腹側を走行：背側を走行＝50％：50％

③ある程度（中枢側に2cmほど）進めたら穴広げをやめ，SMVを探す

④SMVを少し頭側まで露出させ，ICA・ICVを処理する
　→回盲部切除では，ここで郭清終了。⑥へ

[D3 郭清]　　　　　　　　　　　　　　　　[D2 郭清]

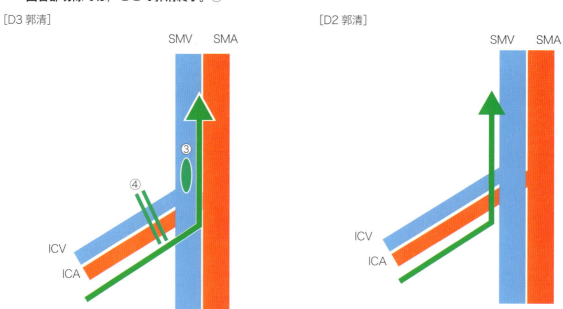

Point ガイドラインによれば，深達度がT1bまでの症例にはD2郭清を行い，T3以深（＝T3かそれ以上深い）症例にはD3郭清が必要である。T2の症例にはD2，D3のどちらでもよい。だが実臨床では，術前診断でT2と確信でき，絶対にT3まで進行していないとされる症例はあまりないため，術前診断がT2の症例ではD3郭清を行っている。

⑤ SMV をどんどん頭側へ露出させていく

⑥ 途中で右結腸動脈（RCA，術前に存在するかどうか把握しておく）を処理する

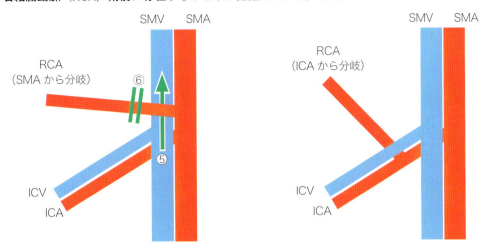

⑦ 胃結腸静脈幹（別名 GCT；Gastrocolic trunk ガストロコリックトランク）を見つけてちょっと追いかける

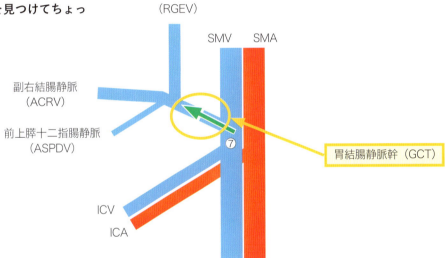

⑧ 中結腸静脈（MCV）や中結腸動脈（MCA）を見つけて追いかける

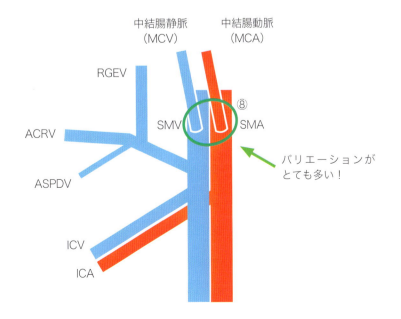

図17 Surgical trunk 郭清の実際

①回結腸動静脈（ICA・ICV）の血管茎（pedicle）をアーム4番のティップアップでしっかりと把持して持ち上げ，そのすぐ下から入って穴を開ける

②穴を右側（＝内側）に進めていく

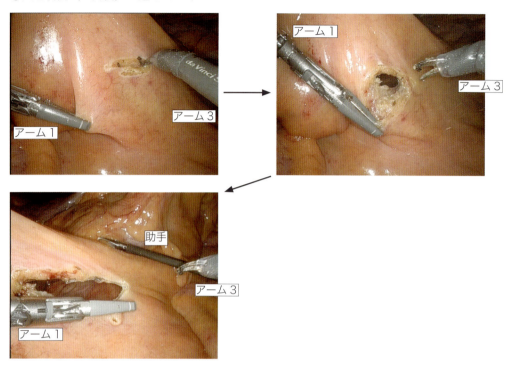

③ある程度（中枢側に2cmほど）進めたら穴広げをやめ，SMVを探す

④SMVを少し頭側まで露出させ，ICA・ICVを処理する
　→筆者は残存側に2個，切除側に1個のクリップとしている。クリップを節約するときは，残存側をバイポーラによる焼灼のみでクリップなしとしている。
　→回盲部切除では，ここで郭清終了。

手術中には，実際は下写真のように見える。
・SMVはICVに引っ張られて平仮名の「く」の字型になっている。そのくらいICV・ICAを外側に引っ張る。
・SMAは脂肪に埋もれていて見えない（大腸癌のD3郭清では露出させない）。

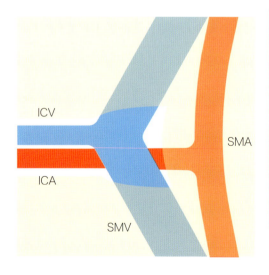
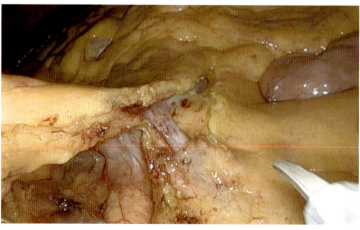

ICVを切ると，SMVが引っ張られなくなり直線になる。
「く」の字になっていることを意識しないと，ICVを切っているつもりがまさかのSMVを切るという事故を起こしかねない。
SMVを切断してしまうと，血管の再建を行わない限り死亡につながりかねない。

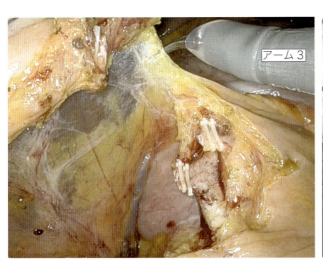
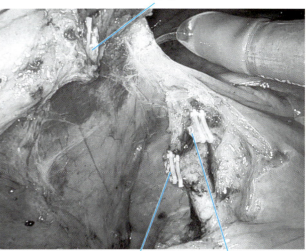

ICV 断端
ICA 断端　ICV 断端

⑤ SMVをどんどん頭側へ露出させていく
→このときには，SMVから離れないことが重要。

⑥途中で右結腸動脈（RCA，術前に存在するかどうか把握しておく）を処理する

Point ロボット手術では，血管を露出させる際に力の加減がわからないため損傷させるリスクがあることを考えておく。あまり鈍的な操作をしないように心がけ，あくまで少しずつ剥離を進めていく。

（図17　次ページへ続く）

⑦胃結腸静脈幹（別名 GCT；Gastrocolic trunk, ガストロコリックトランク）を見つけてちょっと（RGEV・ACRV・ASPDV の根元を確認するぐらい）追いかける
　→ SMV を辿っていくと分岐血管があり，それが GCT である。
　→ 追いかけることによって脂肪を外し，その脂肪を切除して摘出すること＝リンパ節を郭清することになる。

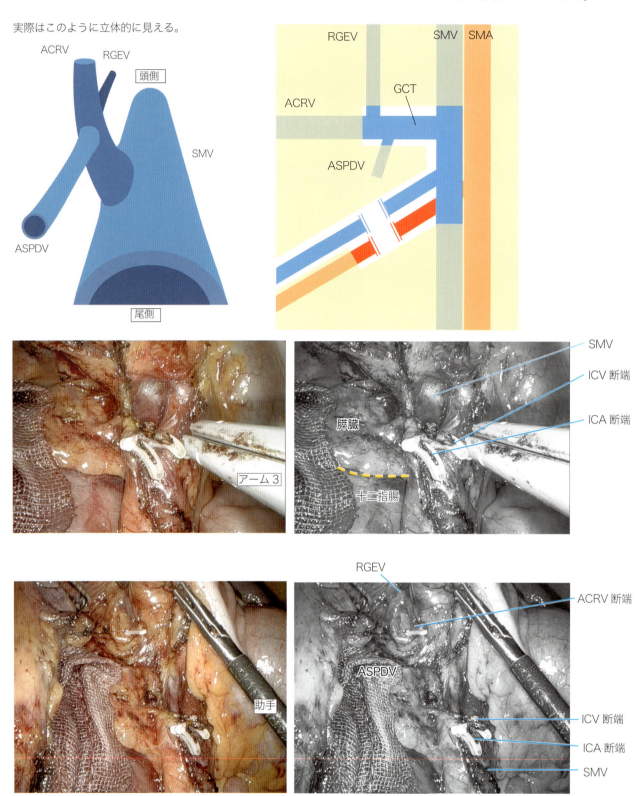

※アーム 3 番のモノポーラシザーズをベッセルシーラーに入れ替えて使用している。

⑧中結腸静脈（MCV）や中結腸動脈（MCA）を見つけて追いかける

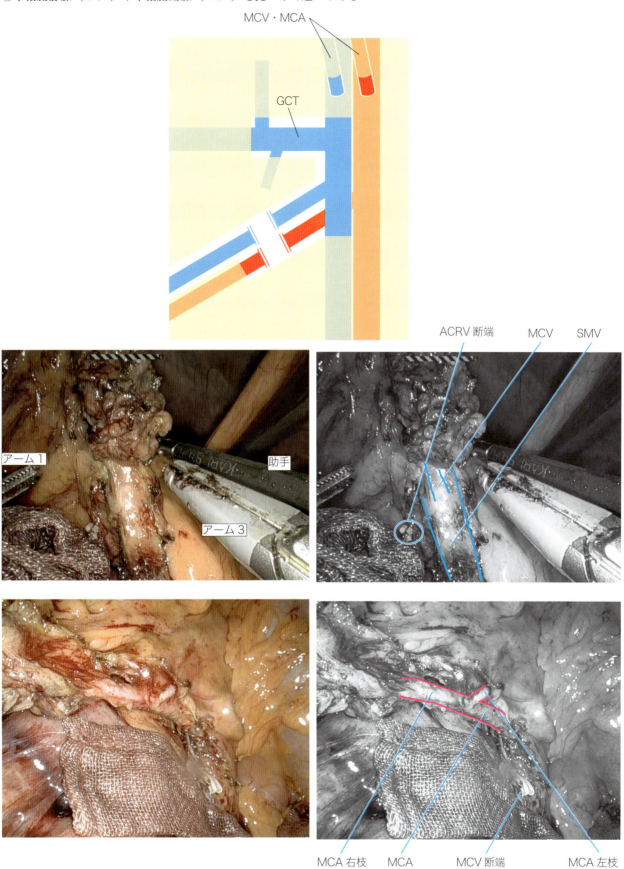

- ここは，右側結腸手術のなかで最も技術を必要とし，「SMVを裂いてしまったらどうしよう」と最も緊張を強いられるシーンである。
- 特にロボットは圧覚がないため，いとも簡単に静脈を引っこ抜いたり裂いたりしてしまう。十分注意し，慣れぬうちは時間をかけ，少しずつ行うとよいだろう。
- それでは，エキスパートは脂肪に埋まった動脈や静脈を掘り当てる才能を持っているのか？ そうではない。脳内に「いつもはだいたいこのあたりに血管がある」がインプットされているため，緩急をつけた剥離ができるのである。
- 初学者は，とにかく郭清完成図（図18）を何度も見て，下の手描きシェーマとまったく同じものを目をつぶっても描けるほどの暗記をすべきである。

図18 Surgical trunk 郭清の完成図

①まず静脈のみで描く

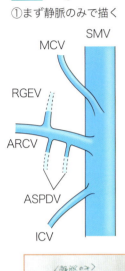

②次に，動脈も描く

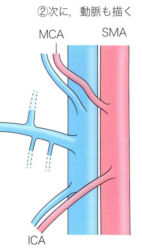

③最後に，血管を切る部位を描き込む（症例により異なることがあり，これは拡大右半結腸切除術の代表例）

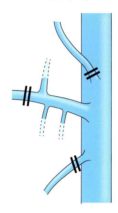
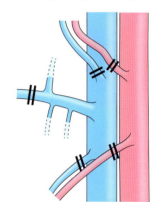

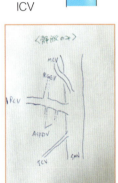
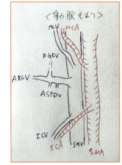
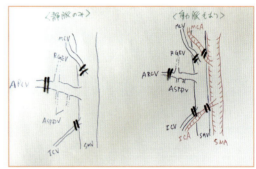

● Advanced ●

ここの操作を安全に行いたいがために，右半結腸切除では「ダブルバイポーラ法」を採用する外科医もいるほどだ。ダブルバイポーラ法とは，アーム3番の鉗子をバイポーラメッツェンとし，アーム1番と3番のどちらもバイポーラにする方法である。この方法は，切って進めていくというより，つまんだものをバイポーラで焼き，それをちぎって進めていくという，非常に慎重な方法である。胃の専門家が郭清の際に使うことがある。

筆者は，surgical trunk 郭清の場面を含め，ロボット結腸手術においてはダブルバイポーラ法は必要ないと考えている。もちろん好みの問題ではあるが，ちょっと焼いて，ちょっとちぎる，という方法はごく細い静脈の周囲でのみ威力を発揮する。それ以外のエリアでは，まあ安全ではあるが，時間がかかるうえに郭清ラインがあやふやになることがあり，かつ，この方法では手術の腕が「時間がかかるがまあまあできる」という低めレベルに着地するため，逆に手術の上達が妨げられるのではと危惧する。

Point 静脈と動脈の「見た目」の違いを説明しよう。

静脈は壁がペラペラでやや青白い。強い力が加わると引っこ抜けたり避けたりすることがある。「静脈が引っこ抜ける」はいろいろな手術で注意喚起される事象だが，その意味は「分岐部で枝の静脈が根元から引っこ抜ける」である。もちろん大出血をするし，修復が困難である。

図19は，ICVを剥離しているところ。モノポーラーシザーズに押されてぺちゃんこになっているのがわかる。

図19 静脈の見え方

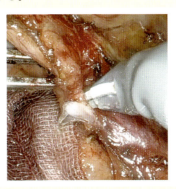

一方，動脈は壁が分厚く白い。弾力があるため血管が潰れることはそうそうない。かなり強い力で引っ張っても引っこ抜けたり裂けたりすることはまれ。周囲の剥離はやや強引にやっても大丈夫。

図20のシーンはICVを切離したのちにICAを周囲から剥離しているところ。SMV（静脈）の青さとICA（動脈）の白さが対照的である。

図20 動脈の見え方

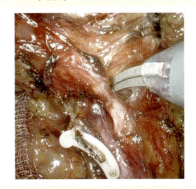

硬さにおいては，動脈はサランラップの芯，静脈はトイレットペーパーの芯。土管とちくわ。そんなふうにイメージしよう。

静脈は，気腹圧を14まで上げるだけで容易にぺちゃんこになるため，止血に難渋したら一時的に気腹圧を上げることがある（長時間では空気塞栓リスクが上がるためNG）。

動脈と静脈の違いを外科的にとらえてきたが、組織学的に見ると図21のようになる。

図21 ミクロ像

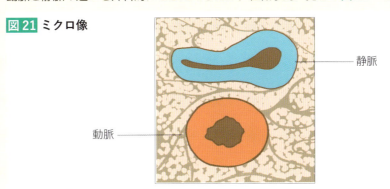

⑥網嚢開放，肝彎曲部授動

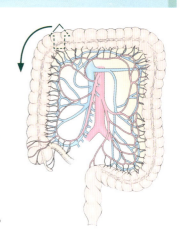

- 郭清が終われば，もう難所は残っていない。
- ここで，肝彎曲部を授動するために網嚢を開放する。
- ダヴィンチ同期ベッドを持っている施設では，頭高位とすると操作しやすいが，体位の変更は必須ではない。
- 助手が結腸間膜を尾側に引っ張りつつ，アーム4番は胃あるいは胃の近くの脂肪を把持して持ち上げる。このとき，胃大網動脈・静脈（gastroepiploic artery & vein）の血管そのものを持たないように注意する。
- すると，結腸は尾側に引かれ，胃の脂肪は頭側に引かれて網嚢腔が透けて見える（かなりの肥満症例以外で）（図22）。見えない場合は，胃大網動脈・静脈の血管茎の盛り上がりよりすぐ尾側の大網を切っていく。
- 網嚢開放を始める部位は，横行結腸のど正中より少し患者の右側（画面では左側）から。もう少し右に行くと胆嚢に近いため注意である。
- 網嚢に入ったことを確認するためには，「その腔の頭側で胃の後壁が見える」ことが必要である。

図22 網嚢開放

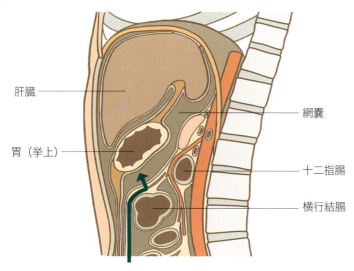

Point　ここでの注意点は，横行結腸の損傷である。しっかりと助手が尾側に牽引していればあまり発生しないが，肥満症例などで結腸壁がどこかよくわからないまま威勢よく切っていくと損傷する。筆者は，自分の執刀例ではなかったが1例経験している（もちろん翌日に再手術になった）。

この場面では，筆者は「横行結腸どこ？　横行結腸どこ？」と言いながら，自分を含む全員に注意喚起をして切っていっている。ここではベッセルシーラーなどエネルギーデバイスを使うほうが横行結腸損傷のリスクは高い。ベッセルシーラーを使う際は，切る脂肪を「3枚におろす」＝3層に分けて，浅い層，次の層，最後の層と分けて切っていくと損傷が防げてよい。

⑦吻合法（体腔外・体腔内吻合）

吻合法の選び方

- 本項では，手技の前に「どの吻合を選ぶべきか」という戦略について説明する。
- 吻合には体腔外吻合と体腔内吻合の2種類がある。

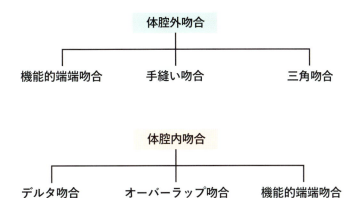

- まずどの吻合を選択するか。ロボット結腸手術の黎明期である現在は，はっきりとした指針はない。筆者は，以下のように考えている。

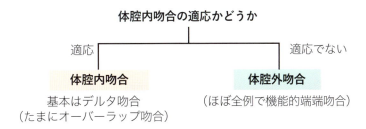

- 体腔内吻合の適応とならない症例は，以下のとおりである。100％確実に体腔内吻合ができる症例でない症例，と言い換えてもよい。

・機械的前処置がうまく完遂しない可能性のある症例：閉塞・狭窄，患者の認知機能の問題などで前処置下剤に従えない
　➡（理由）腹腔内に便が漏れて再発や感染リスクがあるから

・出血リスクの高い症例：抗凝固療法を継続する（＝休薬しない・できない）症例，出血の素因のある症例
　➡（理由）出血時の対応が困難なことがあるから

・縫合不全のリスクが比較的高い症例：長期ステロイド使用，肝硬変，低栄養のある症例
　➡（理由）体腔内吻合では吻合後の確認が甘く補強などを加える判断が難しいから

・全身状態が不良な症例：緊急手術，心臓・肺などに重篤な合併症がある症例
　➡（理由）新しい手技であり（＝まだエビデンスが少ない），縫合不全が発生した場合に致命的となると責任が問われる可能性があるから

体腔内吻合の種類と，事前準備

- 体腔内吻合には3種類ある（図23）が，おおむね
  - **デルタ吻合**

  を学んでおけばよい。ほかにはオーバーラップ吻合や体腔内での機能的端端吻合がある。後者ができる症例ではデルタ吻合が可能であり，ほとんどの外科医は体外での機能的端端吻合に習熟しているため，体腔内だからといってことさらに学ぶ手技はない。

図23 体腔内吻合

a：デルタ吻合

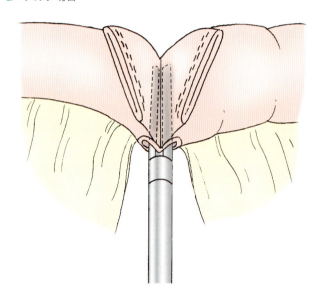

b：オーバーラップ吻合

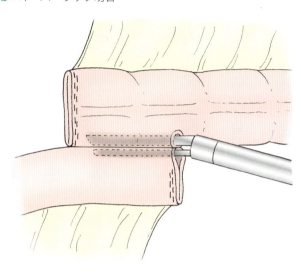

c：機能的端端吻合

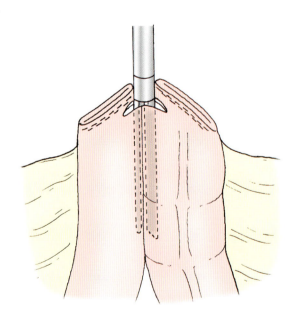

- なお，体腔内吻合については，手技の説明の前に注意すべき点が2つある。
  - ①前処置は機械的プラス化学的にしっかりと
  - ②適応をしっかり決めておく

  順に解説する。

①前処置は機械的プラス化学的にしっかりと

- 大腸癌手術における前処置は機械的（mechanical）前処置と化学的（chemical）前処置の2種類がある。どちらも，基本的には手術部位感染（surgical site infection；SSI）を予防するための処置だが，体腔内で腸管が開放されて感染リスクが高くなる体腔内吻合においても，きっちり前処置ができて腸管内容がきれいになっていることが非常に重要である。
- 詳細は最新のガイドラインに譲るが，CDC のガイドラインでは大腸癌術前処置について機械的・化学的の両方が推奨されている。当院の例を示す。

機械的（mechanical）前処置

手術2日前　　マグコロール®散 68% 分包 50g　1袋（15時）＋ピコスルファートナトリウム内用液 0.75%　10mL（1本）（分1眠前）

手術前日　　ピコスルファートナトリウム内用液 0.75%　10mL（1本）（分1眠前）

化学的（chemical）前処置

手術前日に以下2種類の抗菌薬を分4で内服
　　カナマイシンカプセル 250mg　4カプセル
　　フラジール®内服錠 250mg　4錠

前処置ができない症例では，体腔内吻合の適応としない。

②適応をしっかり決めておく

- 体腔内吻合は，体外での吻合と比較して吻合部の確認が不十分になる可能性があるため，p.47 に記載したような症例は適応から除外する。
- つまり，典型例で，かつメンバーが十分に揃った手術でのみ体腔内吻合を行うべきだろう。
- 助手は卒後6年目以降を推奨する。

各論

回盲部切除術・右半結腸切除術

49

⑦-1 体腔外吻合（機能的端端吻合）

- まずは，もはやゴールデンスタンダードとなった「機能的端端吻合」を解説する。この方法に習熟した読者は次項へ進んでよい。ただし，「機能的端端吻合」といっても施設や流派によってさまざまなやり方がある。ここでは代表的な方法を示す（図24）。

①口側・肛門側それぞれの腸間膜を処理する
②腸管をリニアステープラー①・②で切離し，2つを並べる
③口側・肛門側それぞれの腸の間膜対側を1cm切り，腸管に穴を開ける（図24 a）
④リニアステープラー③の両顎を2つの穴に入れてファイヤーする（図24 b）
⑤内腔の出血がないことを確認し，全層でペアンやアリス鉗子で全層を把持する（3針縫ってもOK）（図24 c）
⑥リニアステープラー④で共通孔をファイヤーする（図24 d）
⑦ステープルラインの端と交差点，吻合の股を漿膜筋層で縫合して閉鎖・補強する

図24 機能的端端吻合

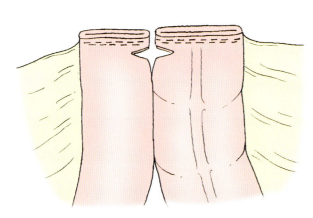
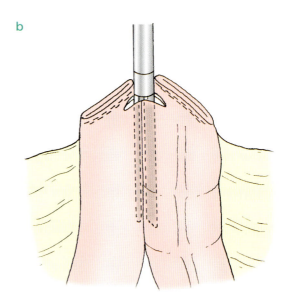
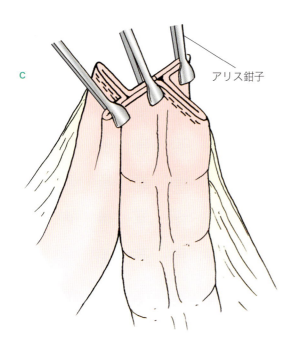
アリス鉗子
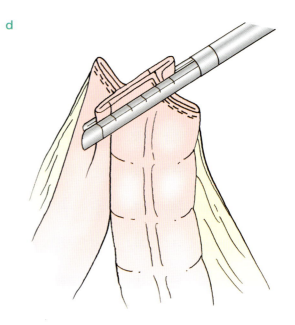

⑦-2 デルタ吻合

- デルタ吻合とは何か。日本人の医師が開発した，幽門側胃切除後の胃と十二指腸の吻合方法である。デルタ，とはギリシャ文字の「Δ」を指す。原著論文によると，術後に上部消化管内視鏡を行った際に吻合部の後壁が三角形（デルタΔ）または扇の形に見えたことに由来する。
- この吻合法を理解するにあたり，まずは胃の術式を示したい。画像はおぺなか先生のご厚意により掲載させていただいた（図25）。

図25 胃に対するデルタ吻合（Billroth Ⅰ法）

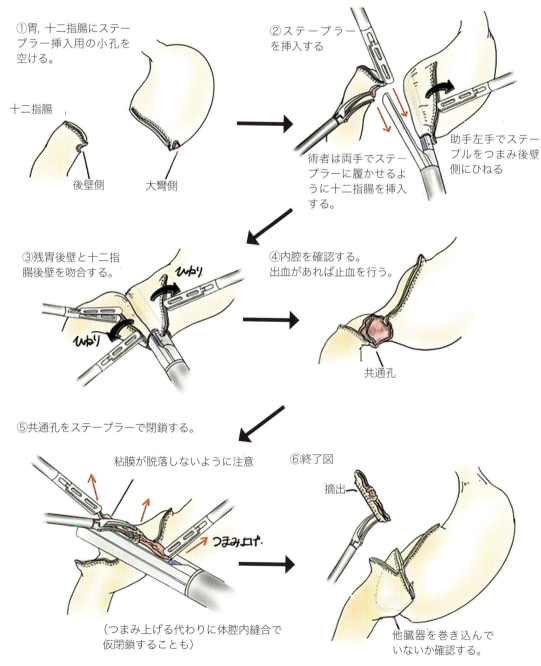

（おぺなか先生のご厚意によりX投稿より転載：https://x.com/ope_naka/status/1421743997869989891）

- このような手技を，結腸同士あるいは結腸─小腸で行うのだ．
- 必要デバイスは，シグニア（Signia™ ステープリングシステム，メドトロニック社）で，カートリッジ（＝付け替え可能な，先端部分の刃の部分）はパープル 60mm を 3 本，リンフォース（トライステープル™ 2.0 リンフォースリロード）45mm が 1 本である．腸管が太い症例や共通孔が大きくなってしまった症例では，5 つ目としてパープル 30mm を 1 本追加で使う．
- ざっくりした手順は，以下のとおりである．

①口側・肛門側それぞれの腸間膜を処理し，腸管をリニアステープラー（シグニア 60mm）で切離する
②口側・肛門側それぞれの腸管の間膜対側を 1cm 切って腸に穴を開ける
③リニアステープラー（シグニア 45mm リンフォース）の両顎を 2 つの穴に入れてファイヤーする
④共通穴の中央に 1 針支持糸をかけ，ファイヤーする（シグニア 60mm 1 発あるいはシグニア 30mm → 60mm）

それぞれの操作を説明する．

①口側・肛門側それぞれの腸間膜を処理し，腸管をリニアステープラー（シグニア 60mm）で切離する

- 口側・肛門側どちらからでもよい．筆者は肛門側，つまり結腸の腸間膜から処理を始めている（図 26）．

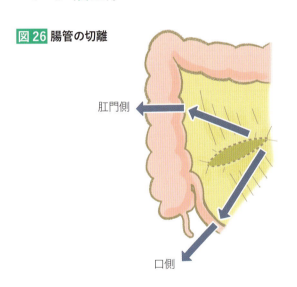

図 26 腸管の切離

- この手順は，危険な血管があるわけではなく，ただ間膜を切っていって腸を切るという単純なパートだ．体外でやるのは難易度が低い．だが，体腔内ですべてを行うと，展開が難しく少々やっかいだ．
- 図 27 のように，助手には吊り上げてもらいつつ，アーム 4 番のティップアップで切離する腸管の近くの脂肪垂（あるいは腸間膜），左手のアーム 1 番のバイポーラで左下に腸間膜を引っ張り，間をアーム 3 番のモノポーラシザースあるいはベッセルシーラーで切っていく．
- ゴール設定は，基本的に腫瘍から 10cm 肛門側である．正確に測るために 10cm の血管テープを体内に入れ，モノポーラシザースでの焼灼などで切離部をマーキングすることもある（筆者はルーチンでは行っていない）．
- 腸間膜を切るときには，後述（p.64）する「サンドイッチ構造」に従って，表面のパンを切り，中の具を熱凝固して切り，残った背側のパンを切る．

図27 肛門側（結腸側）の腸間膜処理

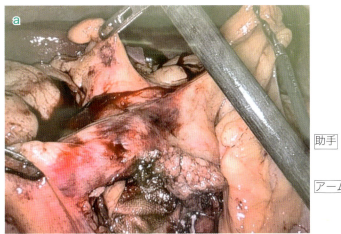

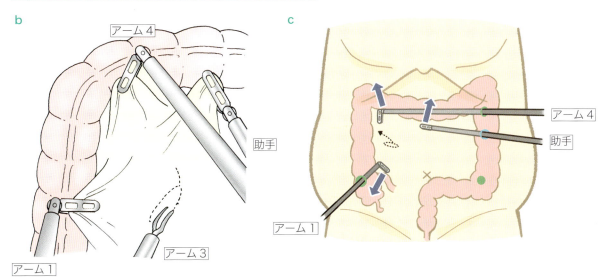

- 腸間膜の切離が進んだら，途中でマージナル（＝辺縁動静脈）を処理する（図28）。基本的に残る側はクリッピングしている。
- 腸まで到達したら，助手がシグニア（パープル60mm 1本）で腸管を切離する。

図28 マージナル（辺縁動静脈）の処理

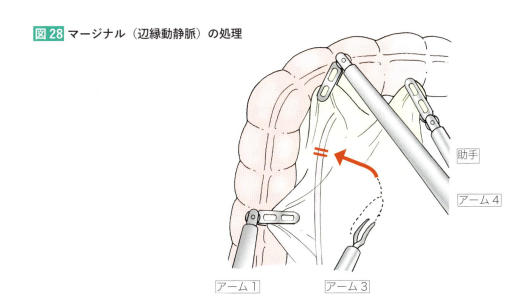

> **Point** 肥満症例や抗凝固療法症例では躊躇なくベッセルシーラーを使い，出血を抑えつつ手術時間を短縮すべきである。

- 小腸間膜も，結腸間膜と同様に展開して処理していく（図29）。小腸の切離部位はだいたい回腸末端（＝盲腸と回腸のつなぎ目）から10cmほどの部位（図29 矢印）としている。

図29 口側（小腸側）の腸間膜処理

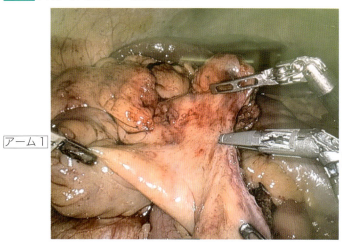

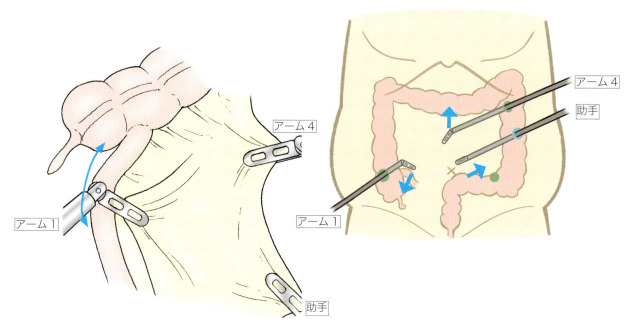

②口側・肛門側それぞれの腸の間膜すぐ脇を 1cm 切って小孔を開ける（図30）

- ステープルラインぎりぎりを電気メスの凝固モードで切る（切開モードだと出血する）。
- 粘膜下層に迷入しないように，腸の中にしっかり入ったことを鑷子などで確認する。

図30 腸管に小孔を開ける

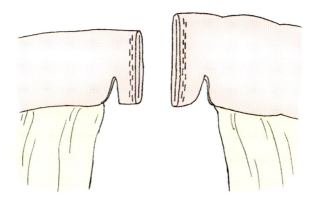

③リニアステープラーの両顎を 2 つの小孔に入れてファイヤーする（図31）

- ここで，おぺなか先生の図③のようにそれぞれのステープルラインを左右にひねり，ファイヤーをする。ファイヤーはシグニアで行い，カートリッジは 45mm リンフォースを使用する。
- ほかのデバイス（ECHELON）ではない理由は，「術者が片手のみでステープラーの角度を調整できるから」である。また，シグニアやエンド GIA™ は根元からカートリッジが外れるため，腸管内に入れてもすぐに捨てればよいのに対して，ECHELON は腸管内に入れたステープラーの装着部分は交換されない（＝刃の部分のみの交換）ため，便により汚染したり腹腔内に癌細胞を散布するリスクが理論上は高くなる。また，ダヴィンチのステープラーはコスト面から選択しがたい。

図31 腸管同士のファイヤー

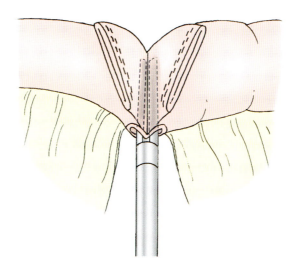

④共通孔をファイヤーする

- 大腸領域の体腔内吻合では，力覚のないロボット鉗子で引っ張るせいで腸管が裂けるため，共通孔が大きくなりすぎる傾向にある．腸管を無理に引っ張らない，焦って急いだ操作をしない，不慣れな助手には腸管を持たせない，といった点について①〜④の操作のなかで十分に気をつけるのだが，それでも結構大きくなる．それゆえ，
  - ・共通孔が大きそうだったら無理せず2発（シグニア 30mm → 60mm）で閉じる
  - ・行けそうならシグニア 60mm 1発

  としている．
- 内腔の広さ，つまり腸液や便の通り道のトンネルの広さが不十分で，狭窄や閉塞となっていないかどうかについての懸念は，右側結腸であれば，中を通るものは液体であるためそれほど気にしなくてもよいが，左側結腸では便のため「無理せず2発（シグニア 30mm → 60mm）」を採用することがある．1本増やすデメリットはコスト面だ．保険償還はステープラー4本までなので，1本分は足が出る（病院からの費用持ち出し）計算となる．
- 手技は図 32 のとおりである．

①リンフォースの両端を把持し，支持糸を1〜2針全層でかける
②アーム4番，1番，3番でリンフォース両端と支持糸を持ち，腹側へ持ち上げる
③シグニア 60mm 1発あるいは2発（シグニア 30mm → 60mm）でファイヤーして閉じる

図 32 共通孔のファイヤー

a
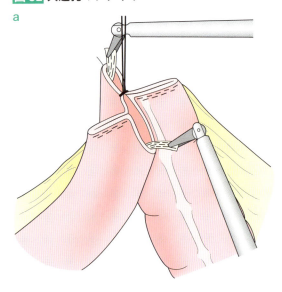

b
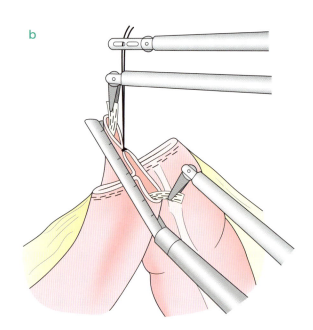

Point ここでのコツは，

・腸管内容物がこぼれ落ちないように腸管を絶えず持ち上げておくこと

・助手はステープラーを入れる直前まで吸引を持ち，腸管内容物がこぼれたときに
　すぐ吸えるようにスタンバイしておくこと

である。

吻合部の背側にガーゼを置いておくことで汚染拡大を防止する方法があるが，吻合
の際にリニアステープラーでガーゼを噛み込むミスをしないよう，入れないか，入
れるならばトロックスガーゼのような小さいものにしておく。ステープラーを入れ
る前に必ず抜き去ろう。

- 切り取った腸管の切れ端を助手ポート創から出した後，イソジンを浸したガーゼを助手ポート
に出し入れして消毒する。

⑧閉創

- 閉創に関しては，ロボット手術だからといって特筆すべき点はない。
- 10mm を超えるサイズの孔（例えば助手の 12mm ポート孔）は，

  ・直視下に強強弯で1針

  ・エンドクローズで1針

  で筋膜と腹膜を1層で閉じる（図33）。BMI が 20 以下のような痩せた症例では，12mm ポー
  ト孔は小さい筋鉤＋強強弯曲の針糸［0 バイクリルなど］で1針かけることにより筋膜・腹膜
  を閉鎖することが可能である。

- しかし，注意喚起として，ロボット用の8mm ポート孔でも腸管のヘルニア嵌頓は起きうるこ
  とに留意されたい。自験例で，痩せ型の腹壁の弱い高齢女性において8mm ポート孔による小
  腸ヘルニア嵌頓を経験している。そうした症例では8mm でも筋膜だけでも閉じるべきである。
- なお，コスト度外視でいえば，最もスピードが速い閉創方法は STRATAFIX®（ストラタフィッ
  クス）3-0 による腹膜連続縫合→ STRATAFIX®（ストラタフィックス）1 による腹直筋前鞘連
  続縫合である。術後の疼痛や SSI 発生，腹壁瘢痕ヘルニアなどの成績が良好であるため，当院
  ではこれを採用している。

図33 エンドクローズ™ を用いた閉創

① 12mm ポート孔に，12 ミリポートの内筒を入れて，0 バイクリル（切り糸）のついたエンドクローズ™ を体外のポート創尾側から筋膜ごと穿刺する。尾側を刺すとき，内筒を頭側に倒すのがコツ。逆も同じ。

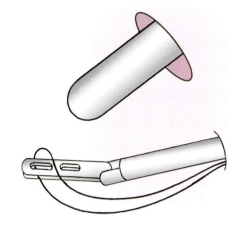

② 糸を助手に取ってもらう。助手なしで 1 人ですべてできる人もいる（ひとりぼっちでエンドクローズ™ を入れる友の会入会可能，筆者は自称会長です）。

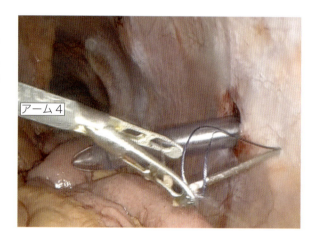

③ 助手に待ち受けてもらい，ポート創頭側から何もついてないエンドクローズ™ を穿刺する。

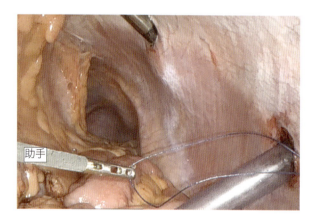

④助手に巻きつけてもらい糸をキャッチする。友の会の人は頑張ってキャッチ。

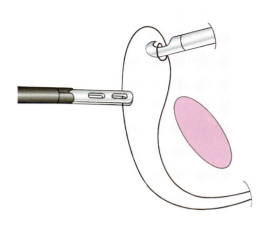
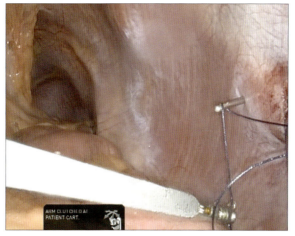

⑤結紮する。

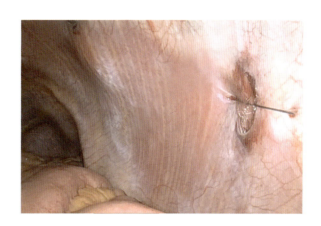

各論

S状結腸切除術（脾彎曲部授動なし）

手順
（図1）

① 小切開で気腹，ポート挿入
② 体位取り，小腸排除
③ ロールイン
④ （以下，コンソール操作）内側アプローチ
⑤ No.253 リンパ節郭清
⑥ 外側からの授動
⑦ 直腸の授動
⑧ 直腸間膜処理
⑨ 吻合（体腔外・体腔内）
⑩ 閉創

図1 S状結腸切除術の手順

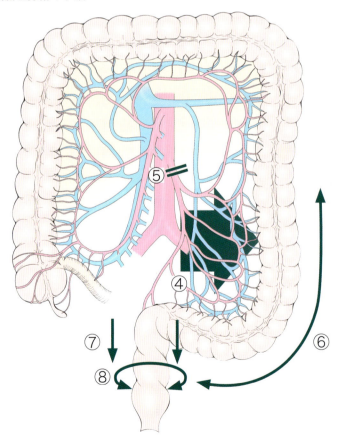

体位	● 砕石位
	● 頭低位 12°＋右低位 12°

ポート配置 （図 2）	● 体腔内吻合なし／ありで変わる。ありの場合は助手ポートを 12mm にする。
	●「流星型」と筆者はよんでいる。
	● 術者は患者の左側，助手は右側に立つ。

図2 ポート配置　a　ポート配置　　　　　b　術者・助手の立ち位置

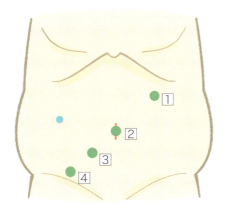
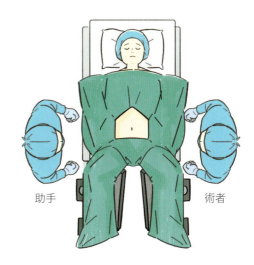

● ダヴィンチ用・8mm
● 助手用・5mm（または 12mm）

ロールイン角度	● ダヴィンチ Xi は患者左から，ダヴィンチ X は患者左下からロールインする（図 3）。

図3 ロールイン

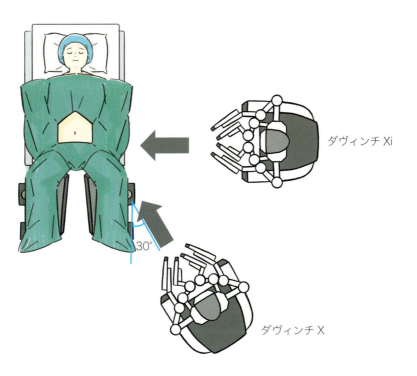

ポート番号と鉗子	アーム1 フェネストレイテッド・バイポーラ　アーム3 モノポーラシザーズ
	アーム2 ダヴィンチカメラ　　　　　　　　アーム4 ティップアップ

各論　S状結腸切除術（脾彎曲部授動なし）

61

①小切開で気腹，ポート挿入

- E・ZアクセスⓇラッププロテクターFF0707用を装着し，ダヴィンチポートを8mmを挿入する。
- この操作までは回盲部切除術・右半結腸切除術と同じなので，p.28を参照されたい。

②体位取り，小腸排除

- 体位は頭低位12°＋右低位12°で始める（図4）。肥満症例や癒着のある症例などで，12°のヘッドダウンだけで視野が確保できない場合は，後でヘッドアップすると諦めて15°かそれ以上のヘッドダウンをしよう。
- 小腸は必ず頭側にしっかり排除する。できなかったら頭低位を強める（最大20°まで）。
- 体位固定具（ハグユーバックⓇとピンクパッドⓇ）についてはp.30を参照してほしい。

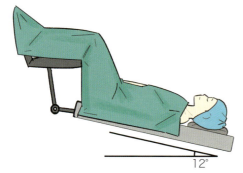
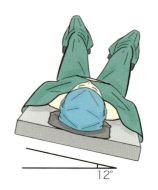

図4 体位取り

③ロールイン

- ダヴィンチXiは患者の真左から，ダヴィンチXは患者の左下からロールインする（図5）。

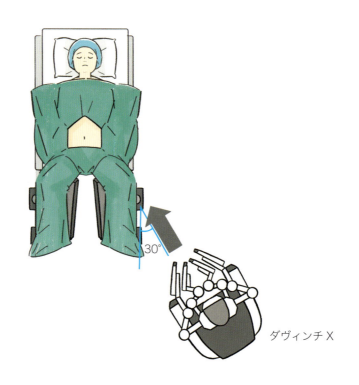

図5 ロールイン

当院ではベッドとだいたい30°の角度でロールインする。

ダヴィンチX

④（以下，コンソール操作）内側アプローチ

S状結腸間膜の授動

- S状結腸とS状結腸間膜は，扇子とその先っぽについた腸，というイメージである（図6）。
- S状結腸間膜の授動とは，「背中側にくっついているS状結腸間膜を剥がしてくる」という意味である。ついでに，S状結腸の授動とは「背中側に半分くらい埋まっているS状結腸を剥がしてぶらぶらにする」という意味である（図7）。

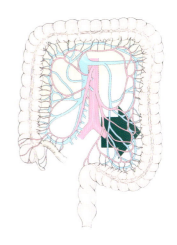

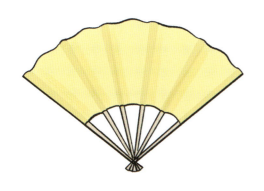

図6 S状結腸とS状結腸間膜のイメージ
イメージ：扇子

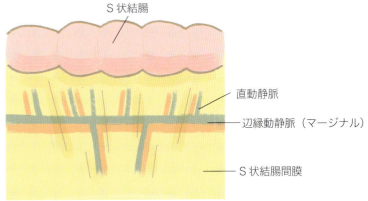

図7 S状結腸間膜・S状結腸の授動

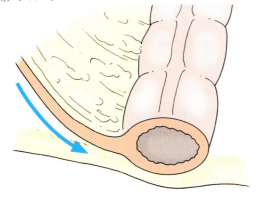

内側アプローチ

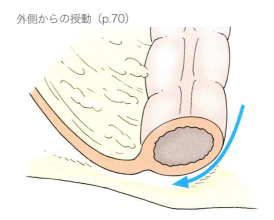

外側からの授動（p.70）

- 腸間膜はサンドイッチのような構造になっている。パンとパンの間に，血管やリンパ節・神経が含まれていると考えればよい（図8）。パンの部分＝S状結腸間膜前葉・後葉には血管はないか，電気メスで切っても血が出ない程度のごく細いものが走っているだけである。パンはそれぞれ腹側が前葉，背中側が後葉とよばれる。

図8 S状結腸間膜の構造

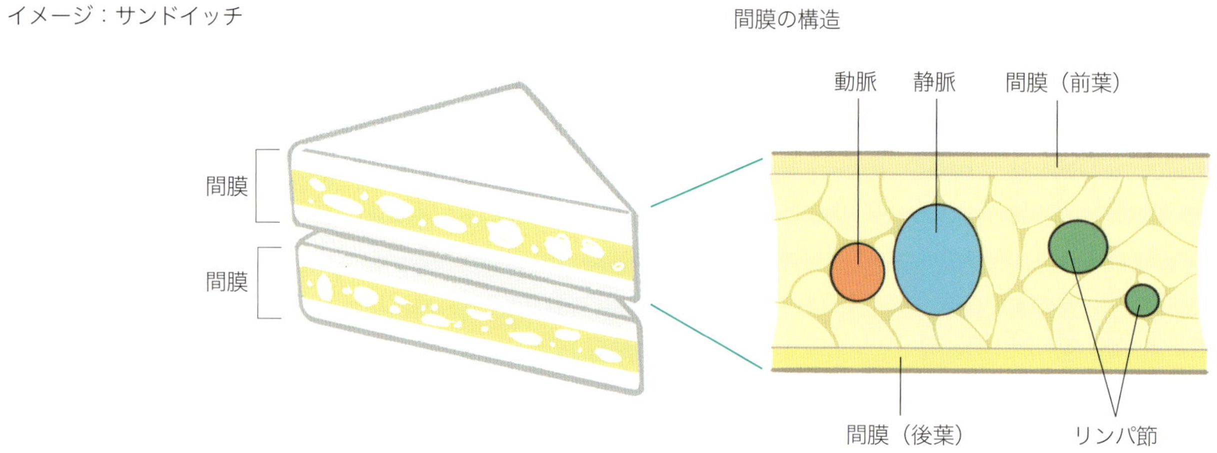

イメージ：サンドイッチ　　　　　　　　　　　　間膜の構造

（動脈／静脈／間膜（前葉）／間膜（後葉）／リンパ節）

- まずアーム4番（ティップアップ）でS状結腸間膜をつまんで挙上し，アーム1番（フェネストレイテッド・バイポーラ）で間膜を切り始める。
- 内側アプローチを始めるメルクマールは，分岐したすぐ末梢側の**右総腸骨動脈の上**だ。動脈は太く，盛り上がっているので肥満症例以外はすぐ視認できるだろう。この部分の膜をアーム1番（フェネストレイテッド・バイポーラ）でつまみあげ，アーム3番（モノポーラシザーズ）でめくりあげるように少しずつ切っていく（図9）。
- 図9bは少し切ったところ。痩せている症例のため右総腸骨動脈が露出しかけている。実際にはもう少し上の層が正しい。必ず岬角（こうかく，またはみさきかく，またはpromontorium＝プロモントリウム）の口側から始める。視野が一番出しやすく，テンションもかけやすいためである。

図9 内側アプローチ開始時のメルクマール

a：右総腸骨動脈と岬角

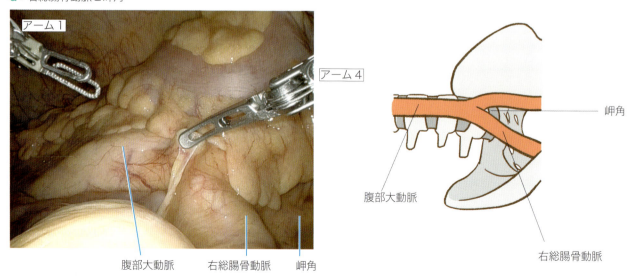

b：切離を始める層

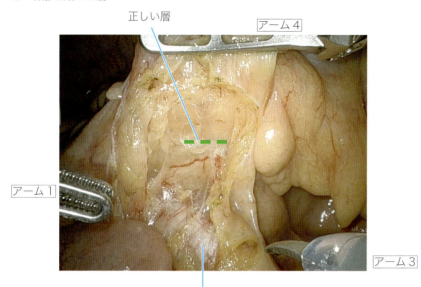

下腸間膜動脈（IMA）の処理

- ロボット手術での内側アプローチは結構難しいと思っておいたほうがよい。理由は，「鉗子の把持力が弱くテンションが弱いこと」と「カメラが近すぎて遠景にできないこと」である。したがって，ラパロの内側アプローチよりやりづらいと考えておくべきだ。
- 岬角のあたりでなかなかよい層に入れない場合は，諦めて==さっさと下腸間膜動脈（IMA）根部をやる==ことが重要である。
- IMA根部では，正しい層，つまり後腹膜下筋膜（あるいは尿管神経前筋膜，神経前筋膜とよぶこともある）の層に入りやすい（図10）。同じく，正しい層に入りやすい肛門側（直腸のほう）に行く手もあるが，IMA側のほうが結果的に早い。かつ，ロボットでは常に「IMAを引っこ抜くリスク」があるため，IMAを先に処理することが推奨される。万一というリスクだが，IMAは万に一つも引っこ抜いてはいけない（致死的であるため）。

図10 IMA根部周囲の解剖

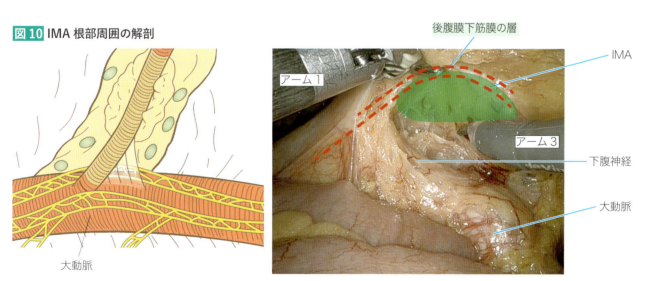

- なお，痩せている人では，高精細のダヴィンチカメラだと下腹神経がよく見える。図10で見える，白く細いコードがそれである。よく見て，電気メスの焼灼が及ばないように気をつけつつ，直接持つようなことはしないで，しっかり温存するようにしよう。

⑤ No.253 リンパ節郭清

- IMA の根部まで進めたら，IMA を切離する。ヘモロック2本で中枢側を，ヘモロック1本で末梢側をクリッピングして切ろう。イメージとして図11 を覚えておいてほしい。
- なお，血管との誤認を防ぐために尿管が背側に落ちていることを確認するかどうかについて，理想的にはすべきだが，必須ではない。肥満症例や癒着症例，再手術症例など正常構造の把握が難しい症例では必ず尿管を確認する。
- 初学者は，下の図11 で登場人物とその場所を暗記する。それぞれの日本語と，英語の略称も覚えるべきである。
- 登場人物は7名。腹部大動脈（Aorta），下腸間膜動脈（IMA），左結腸動脈（LCA），上直腸動脈（SRA；LCA 分岐後の IMA），下腸間膜静脈（IMV），尿管，性腺動静脈である。

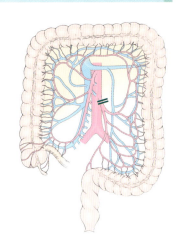

図11 No.253 リンパ節郭清

①切離する IMA 周囲の解剖をおさえよう

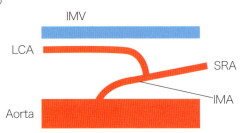

②リンパ節を郭清する（D3・D2 郭清については p.38 参照）

[D3 郭清]　　　　　　　　　　　[D2 郭清]

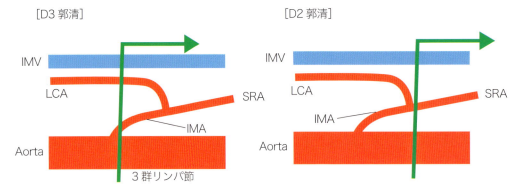

③尿管は温存する

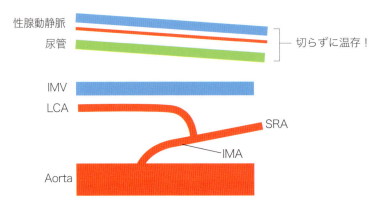

● **Advanced** ●

ロボット支援下S状結腸切除術において尿管確認が必須ではない理由は2点ある。
・圧覚がなく，IMA根部が引っこ抜けて大出血になってしまうリスクが高い点
・血管根部のみの剥離と露出が可能であり，尿管と誤認して損傷するリスクが開腹・腹腔鏡と比べて低い点

である。なお，指導者によってはロボット手術であっても「IMA根部処理の前に尿管が落ちていることの確認は必須」（図12）としているため，その方針に従う。

図12 尿管が落ちているかの確認

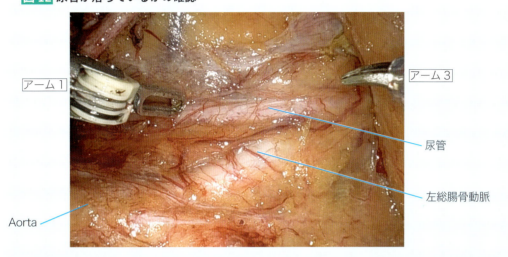

● **Advanced** ●

No.253リンパ節くり抜き手技は必要だろうか？
IMA根部から左結腸動脈（LCA）にかけての血流ルートを温存する方法もあるが，専門家間でその有用性については一定の結論が出ていない。血流がよいのだから縫合不全が減るはずだ，という理論は一見説得力があるが，腹腔鏡時代にNo.253リンパ節くり抜きを300例ほど経験した立場からいえば，臨床上はどちらでも縫合不全や再発率は特に変わらない（直腸癌では，長期予後は変わらないとする研究や縫合不全の発生がLCA温存で少ないとする研究がある[1,2]）。さらにロボット手術ではダヴィンチのFirefly imaging機能（近赤外線による観察）で腸管の血流を確認するので，手技が煩雑でないIMA根部切りで十分，という結論になる。時間は5分程度しか変わらないので，どちらでもよいといえばどちらでもよい。

文献

1) Luo Y, et al: Long-term oncological outcomes of low anterior resection for rectal cancer with and without preservation of the left colic artery: a retrospective cohort study. BMC Cancer 2021; 21: 171.
2) Yang X, et al: Preservation versus non-preservation of left colic artery in colorectal cancer surgery: An updated systematic review and meta-analysis. Medicine 2019; 98: e13720.

- IMAを切ったら，内側からどんどん剥離していく。その際，アーム4番の使い方が序盤と後半で異なる。
- 序盤はつまみ上げるようにして間膜を持ち腹側に引っ張る。
- ある程度「ひさし」ができたら，次はアーム4番を横に（＝SRAと平行に）し，「ひさし」の下に入れてぐいっと腹側に押し上げる，通称「片手マタドール」の技を使うのだ（図13）。
- 片手マタドールで一気に広い展開が可能になり，スピードが上がる。この技は，右半結腸切除や直腸でも多用する，ロボット手術に特有のテクニックのため必ず習得すべきである。
- さらに，助手の手を「ひさし」の頭側（＝画面左側）の下に入れて，アーム4番と一緒にひさしを持ち上げてもらうと，さらに展開がよくなる（図13［症例1］）。

図13 「ひさし」を持ち上げるイメージの片手マタドール

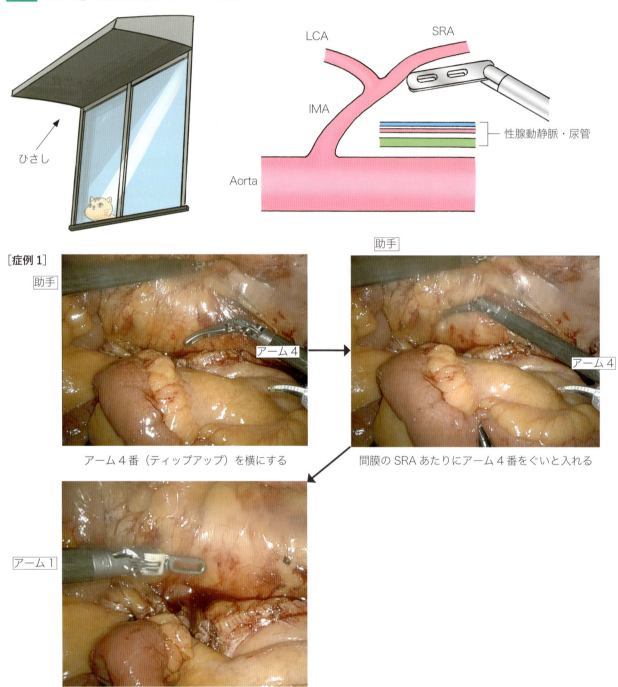

［症例1］
アーム4番（ティップアップ）を横にする
間膜のSRAあたりにアーム4番をぐいと入れる
腹側に持ち上げる

[症例2]

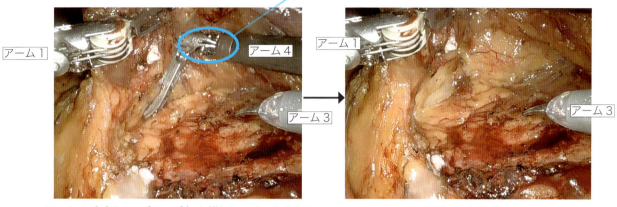

アーム4番(ティップアップ)を横にしてぐいと入れる　　　腹側に持ち上げる

- ここで，どれくらい外側まで剥離するかという疑問がある。ロボットでは鉗子の角度がつくため，外側をどこまでも剥離できてしまうので，「やや過剰になってもよいので外側までしっかりやる」のが正解である。
- 目安としては，普通の体格の症例では性腺動静脈を超えて3cmほど行えば十分である。内側：外側＝7：3なのか8：2なのか9：1なのか，正直なところロボットでは10：0までできてしまうのでどうでもいいのだが，筆者は9：1くらいのつもりでやっている。

●Advanced●

ラパロでは助手が2本の手でS状結腸間膜を引っ張り，その平面を切っていった。しかしロボットでは，原則としてアーム4番のティップアップが1本だけでS状結腸間膜を引っ張り上げるので，テンションはかかりづらく，つまり内側アプローチ序盤の展開はラパロより悪くなる。
そのため，スタート位置はラパロとは異なり，比較的層に入りやすい右の総腸骨動脈の上となる。

展開をよくする策は，アーム1番(フェネストレイテッド・バイポーラ)でも腹側に挙上すること，助手に口側(頭側)の間膜を引っ張り上げてもらうことである。助手に下の組織を引っ張ってもらいテンションをかける方法もあるが，これは助手の技術がある程度なければ難しい。
筆者はラパロ→ロボットの外科医で，ラパロ時代にはほとんど内側アプローチでディスオリエンテーションなどしたことがなかったのに，ロボットを始めて何例かでは難渋した。浅すぎる，深すぎる，どちらも経験した。

S状結腸切除術(脾彎曲部授動なし)

⑥外側からの授動

- 内側からの授動が終わったら，次はS状結腸の外側から授動する。
- 最初に頭側を行い，その後尾側へと向かう（図14）。
- まず，助手にS状結腸を持たせ，内側（画面下）へ引っ張ってもらう。コツは，<mark>S状結腸の脂肪垂ではなくS状結腸間膜を持たせる</mark>こと。脂肪垂を持つとS状結腸の一部しか牽引されず，結果として何度も持ち替えてもらうことになり，時間のロスである。
- 頭側は，アーム4番は外側の遠め，アーム1番は内側（腸管側）の近くを引っ張り，切っていく。内側から十分に剥離されているので，ここは膜1枚をさーっと切っていくことになる（図14）。
- 尾側では，図14bのようにまず助手が腸間膜を手前側に牽引し，そのうえでアーム1番が外側，アーム4番が内側（腸管側）を引っ張り，切離ラインに十分なテンションをかける。

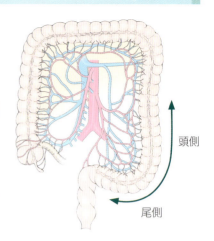

図14 外側の授動（赤矢印：切離ライン）
a：頭側

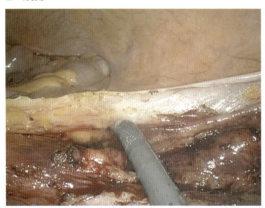
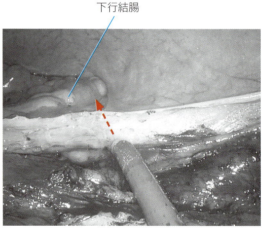

b：尾側

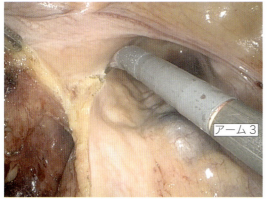
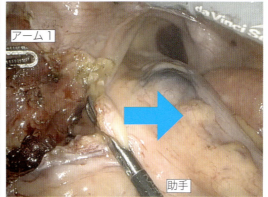

少し奥に進んだら助手が腸間膜を持ち，引っ張る

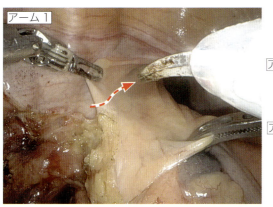

アーム4番は肛門側腸管の腸間膜を持ち右側へ引っ張る。アーム1番は左へ。

⑦直腸の授動

- 内側から授動が足りなかった場合には，背側や左側，右側など授動を追加する。基本，S状結腸切除では吻合のための腸管長は足りることが多いため，あまり広い範囲を授動をする必要はない。

⑧直腸間膜処理

- 直腸を切離する前に周囲を囲む間膜を剥がしておく。
- 直腸間膜と直腸腸管の関係は，トイレットペーパーの芯とトイレットペーパーに似ている。直腸腸管が芯で，直腸間膜がトイレットペーパーだ（図15 a）。
- 違いは，トイレットペーパーは一周ぐるりと巻かれているのに対し，直腸においては時計の10～2時方向（腹側）にトイレットペーパー部分が欠損している，つまり芯が露出している点である。
- **直腸間膜の処理＝トイレットペーパー部分を切離して芯（直腸）を一周ぐるりと露出させるという行為**のことである。
- なお，太っている人では腸管が11～1時くらいで露出しているが，痩せた人だとかなり脂肪が少なくほぼ全周で芯＝直腸が透けて見えており，**個人差が非常に大きいところ**である（図15 b）。

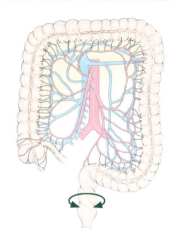

図15 直腸間膜のイメージ
a：直腸間膜と直腸腸管の関係

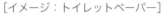

[イメージ：トイレットペーパー]　露出

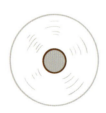
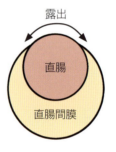

b：個人差が大きいことに留意

　　　　　太った人　　痩せた人

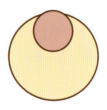

- ここでのポイントは，
  ① きちんと腸を引っこ抜く方向に強く引っ張れているか
  ② どこで間膜処理をするか
  ③ ロボットは圧覚がないため容易に腸を裂く
  ④ ロボットのフェネストレイテッド・バイポーラの止血力を信じてはいけない（全然止血できない）

である。順に説明しよう。

①きちんと腸を引っこ抜く方向に強く引っ張れているか

- 直腸の手術でも同じことがいえるし，さらに腹腔鏡手術でも，何なら開腹手術でも重要なポイントである。
- 腸を引っこ抜く方向とは，つまり頭側方向である。
- しっかりと腸管が引っ張れていないと，術野が奥に（＝肛門に近く）なってしまい難しくなるうえに，切りたい膜にテンションがかからず時間がかかったり，切離ラインが斜めになったりする危険性がある。引っ張れている写真と引っ張れていない写真を並置するので，参照していただきたい（図16）。
- ここは，基本的には助手が腸そのものを把持して引っ張ることが必要である。術者はその指示を出そう。術者によっては腸にガーゼを巻き，助手にガーゼごと牽引させる場合もあるが，S状結腸切除では必須ではない（直腸の手術ではルーチン手技）。

図16 腸管を引っ張る様子

a：よい例

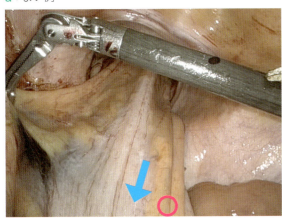

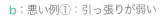

b：悪い例①：引っ張りが弱い

c：悪い例②：引っ張りが弱いうえに，斜めに引っ張っている

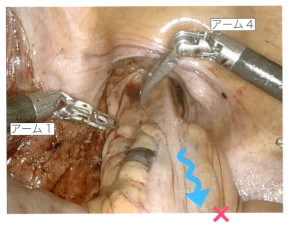
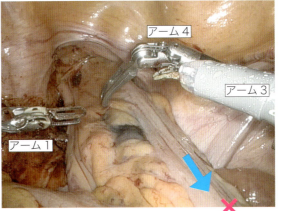

②どこで間膜処理をするか

- 次に大切なポイントは，どう間膜処理をするか，の前に，「どこで間膜処理をするか」=「どのあたりで腸を切るか」である。
- S状結腸の長さに余裕があるからといって，腸をしっかり伸ばした状態で岬角より口側で腸を切るのはダメだ。理由は2点，
  - ・吻合のために入れる肛門からの器械（= CDH または EEA）のシャフトの長さが届かないから
  - ・間膜処理が（それより肛門側で処理した場合より）かえって難しくなるから

  である。
- 腸を切る位置の正解は，「腸をしっかり伸ばした状態で，岬角より少し肛門側」である。

- 間膜処理の方法は，以下のとおりだ（図17）。

①しっかり助手が腸を伸ばして，アーム4番（ティップアップ）で脂肪垂をぐっと持ち上げて展開する。
②まず左側の11時くらいの場所で，腸と脂肪の境目あたりをそっとモノポーラシザーズで「長軸方向に（腸の長い方と同じ向きに）」1cmほど切る。
③次に，アーム1番と3番で腸と間膜の脂肪の間を優しく分けていく。アーム1番で持ち上げ，アーム3番で少しずつ腸を落としていく，という意識がよい。ちょっと進んだら脂肪をアーム1番でしっかり持ち，また引っ張って間をアーム3番で少しずつ落としていく。これを繰り返す。

図17 間膜処理

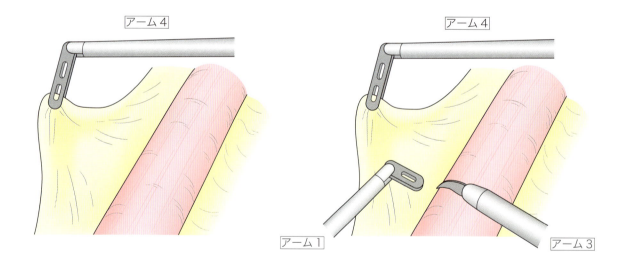

- 間膜の処理では，右からの剥離ラインと左からの剥離ラインを繋げる（＝交通させる）ことになる（図18a）。どこまでやってもよいが，肥満症例を除いては左から4割ほど進めたら右から6割剥離してしまってよい。肥満症例では，筆者は左から4割，右からも4割剥離し，真背側を完全に見上げる視野にして残った2割を処理している。このとき，剥離ラインがトルネードしてしまうと交通できない（図18b）。

図18 剥離ラインの交通

a：左右それぞれのラインを繋げる

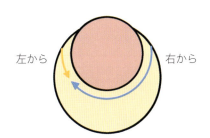

b：剥離ラインのよい例・悪い例

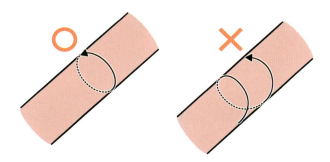

- ここで注意。ロボットでは鉗子の角度が変わり，腸管の向きを調整しやすいので虎刈りになりにくいが，「腸管と直角に」と強く意識しなければラパロと同様に虎刈りになる（図19）。ここはブツブツ独り言を言おう，「腸管と直角に，直角に」。

図19 虎刈りにならないよう注意

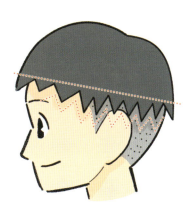
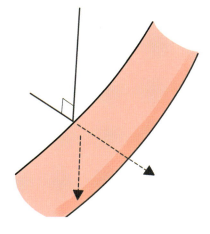

③ロボットは圧覚がないため容易に腸を裂く

- ロボットは圧覚がないので，どれだけ術者が「そっと」動かしても，正しい層（＝腸管と脂肪の間の層）でなければ簡単に腸管を損傷する。慣れるまでは，この手技には時間をかけ，ちょっとずつ，ちょっとずつ腸管と間膜を剥がしていくことが重要である。筆者は「優しくね，優しくね」と言いながら行っている。
  コツは，「腸をむき出しにしすぎない」である。脂肪が多少残るくらいの，「甘めの剥離」がよい。

④ロボットのバイポーラの止血力を舐めてはいけない（全然止血できない）

- ロボット支援下結腸切除でベッセルシーラーをルーチンで使える施設は，コストの面からそう多くはないだろう。もちろん必須ではないが，この間膜処理はベッセルシーラーがないと面倒である。
- 当然，アーム1番のフェネストレイテッド・バイポーラで脂肪や動静脈を焼いて切ることになるのだが，止血力はあまり強くない。**「もう焼けたかな？」というイメージの倍の時間ぐらい焼灼する**必要がある。

●Advanced ●

とにかく，ラパロでもロボットでも難易度の高い部分である。うまくいかない手術に共通するのは，必ず助手による腸管の牽引の力が弱い点だ。まずはここをしっかり引っ張ろう（図16aを参考に）。
トルネード（左から始めた間膜処理が，右の目標地点より肛門側に到達してしまうミス）を防ぐのは，鉗子先端の自由度が増すロボットでは比較的容易だが，今度は圧覚がないため腸管と間膜の間を鈍的に剥離するのが難しい。
さらにバイポーラの止血力も弱い。筆者は，ロボット直腸手術を始めたころはこの間膜処理が最も鬼門であり，腸管損傷も経験した。はじめは時間をかけてじっくりやる，それ以外に方法はない。上達すると，ロボットのほうがはるかに早い。

⑨ 吻合法の選択

- これはロボット手術に限った話ではないが，S状結腸切除術における吻合は「可能な限り機能的端端吻合」とすべきである．理由は簡単で，もう一方の吻合であるダブルステープリングテクニック（DST）による吻合よりも縫合不全の発生が少ないからだ．
- 可能な限り，が意味するのは，「腸管の長さが機能的端端吻合を行うのに十分であれば，機能的端端吻合をする」ということである．
- 十分かどうかの目安はない．症例によってS状結腸の長さは異なるし，授動の範囲によっても腸管の長さは変わるからだ．
- 小開腹から腸管を出して，口側・肛門側に十分なマージンを取ったうえで吻合できるくらいの長さであれば，機能的端端吻合を選択する．
- その際，筆者は十分な血流を保つために，IMA根部～SRAを温存している．D3郭清が必要であればくり抜きをし，第一S状結腸動脈（S1）や第二S状結腸動脈（S2）はその根部で処理している（図20）．

図20 No.253 リンパ節くり抜き時の動脈処理

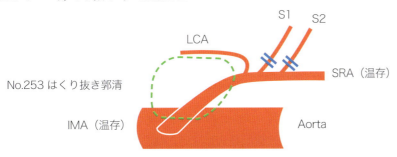

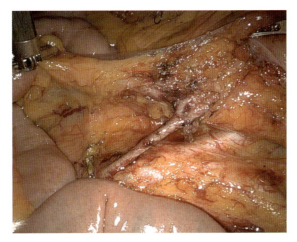

- 腫瘍が肛門側に近い場合は，サーキュラーステープラーという器械を使ったDST吻合を行う．シャフト（取っ手があるほう，尖ったヤリがある）とアンビルヘッド（ヤリが刺さる）に分解され，シャフトを肛門側，アンドルヘッドを口側の断端に入れてがちゃんと吻合する方法だ．

⑨-1 DST吻合

腸管の切離

- 口側は，腫瘍から10cm程度離れた部分をリニアステープラーで切離する。
- 肛門側（直腸側）は腸間膜を処理した部分を，腸管クランプ鉗子で挟んでから，同じくリニアステープラーで切離する。

> **Point** 直腸を切離するときは，助手に腸管を患者のやや左側に引っ張ってもらい，ステープラーとの角度を直交させる。
> ここで腸管を斜めに切ってしまうと，吻合が適切に行われなくなってしまう。
> 腸管切離の前には，ステープラーが腸管以外を噛み込んでいないか，周囲の組織を損傷していないかなどを注意深く確認しよう。

> **Point** リニアステープラー選択について。
> ロボット支援下S状結腸切除術では，コスト面からダヴィンチステープラーではなく他製品を使うことが多い。
> ジョンソンエンドジョンソン，メドトロニック2社の製品があり，どちらも甲乙つけがたい。S状結腸切除においては，「どちらでもOK」である。
> 1点だけ注意すべきなのは，リニアステープラーとサーキュラーステープラーは同じ会社の製品を使うべき，という点である。
> つまりシグニアやエンドGIAを使ったらEEA（トライステープル™EEA™サーキュラー，メドトロニック社）で，エシェロンを使ったらCDH（エチコン®サーキュラーステイプラー，ジョンソン・エンド・ジョンソン社）での吻合とすべきだ。

吻合

- サーキュラーステープラーには，メドトロニック社の EEA とジョンソン・エンド・ジョンソン社の CDH がある。
- なおこの部分ではロボットは用いないため，体腔内で腸を切ったらロールアウトし，吻合となる。
- DST 吻合の手順を以下に示す。

[肛門側の操作]
① サーキュラーステープラーのシャフトを助手に肛門から入れてもらう。
② 断端の先端まで達したら，ヤリを出すポジションを決める。リニアステープラー 2 発で腸管を切った場合はそのつなぎ目から，1 発で切っている場合はステープル部分の真ん中あたりからヤリを出すよう調節する（図 21）。
③ ポジションが決まったら，ヤリの位置がわかるようにシャフトを押してもらう。腸管がテント状に張ったところに電気メスで少し焼灼を加える。
※注意：電動の CDH（エシェロン サーキュラー パワードステイプラー）を用いるときは電気メスの使用は禁止！　添付文書にも記載がある。
④ 開いた穴からヤリを出す。
⑤ もう一度電気メスで少し焼灼して穴を広げ，ヤリの根元のオレンジ色部分を出す。

図 21 ヤリを出す位置

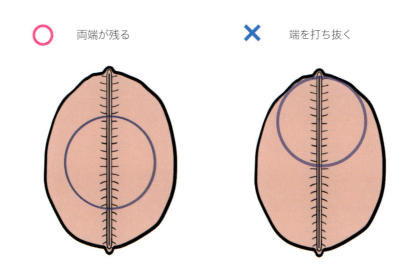

［口側の操作］
⑥アンビルヘッドを口側腸管に装着する。

［ドッキング］
⑦肛門側から出ているヤリを，口側から出ているアンビルヘッドに差し込む。腸管を不適切に噛み込むことのないよう注意する（図22）。
⑧ドッキングできたらゆっくり締め込んでいく。EEAの場合は窓からグリーンが出たらOKだ。CDHの場合は自分で高さを調節できるが，締めていって「かなり硬い」と感じるようになる手前でやめておくのがよい。
⑨締め終わったら，必ず吻合部をカメラで360°見て，変な噛み込みがないか，粘膜が脱出していないかを確認する。

図22 ドッキング
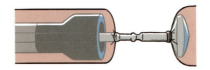

⑩閉創

- 手順は回盲部切除術・右半結腸切除術の項（p.57〜59）を参照のこと。

各論

左半結腸切除あるいはS状結腸切除術（脾彎曲部授動あり）

脾彎曲部授動が必要な症例

- 本項では，脾彎曲部の授動について解説する。この手技は2025年現在でも学会で「難易度が高く，手技が定型化していない」と議論されている領域である。
- 本書の方法であれば，どんな血管バリエーションであっても短時間での脾彎曲部の授動が可能となる。

- はじめに，脾彎曲部授動が必要な症例とはどのような症例だろうか。
- 結論をいえば，「そこに腫瘍がある」 または 「吻合のために腸の長さが足りない」 ケースだ。脾彎曲部に腫瘍がある場合は誰でもわかるが，長さが足りないかどうかは慣れが必要である。CTで結腸の長さを見て，足りるかどうかを判別するのである。症例の具体例を 図1 にまとめた。
- なお体腔内吻合では，体腔外吻合と比べてぶらぶらな腸の必要長は短くなるため，脾彎曲部授動が必要な症例は減る。

図1 脾彎曲部授動が必要な症例

脾彎曲部近くの結腸に腫瘍がある場合（下行結腸癌・横行結腸癌）

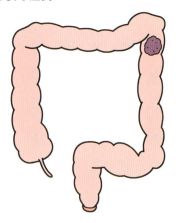

S状結腸癌の近位に腫瘍があり，吻合には届かない症例

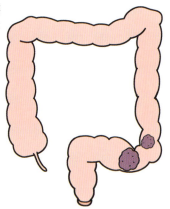

S状結腸癌〜直腸癌で，S状結腸が短い症例

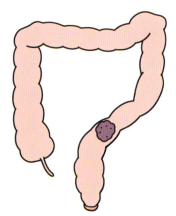

S状結腸癌〜直腸癌で，憩室がS状結腸に多発している・閉塞性腸炎が口側に長く及んでいる・虚血性腸炎を発症しているまたは懸念される症例

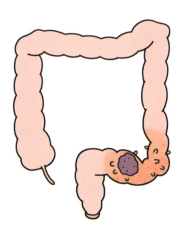

脾彎曲部とは何か

- 脾彎曲部という部位は，結腸のなかでも3つの点で特別だということをご存じだろうか。

1. 血流が悪い

- 脾彎曲部結腸は，血流が悪いことで有名である。虚血性腸炎の好発部位として，脾彎曲部～下行結腸は Griffiths point（グリフィス点）とよばれている。

2. 血管のバリエーションが大きい

- 中結腸動脈左枝が横行結腸側から，左結腸動脈がS状結腸側から延びてアーチを形成する。ほかに，副中結腸動脈とよばれる動脈がSMAから分岐してきていることがある。
- 読者の皆さんは，大腸外科のプロになるために，
  ① Riolan（リオラン）動脈弓
  ② 副中結腸動脈
  という名前を覚え，その走行を理解する必要がある。これらは滅多に教科書で触れられておらず，定義やバリエーションを曖昧にしか把握していない大腸外科医が多い。

① Riolan（リオラン）動脈弓

- リオラン動脈弓の定義は実は定まっていないが，多くの説によると「上腸間膜動脈（SMA）系と下腸間膜動脈（IMA）系をつなぐ側副血行路」となる。これだけではなんのことかわかりづらい。
- シェーマで描くと図2のようになる。

図2 Riolan（リオラン）動脈弓

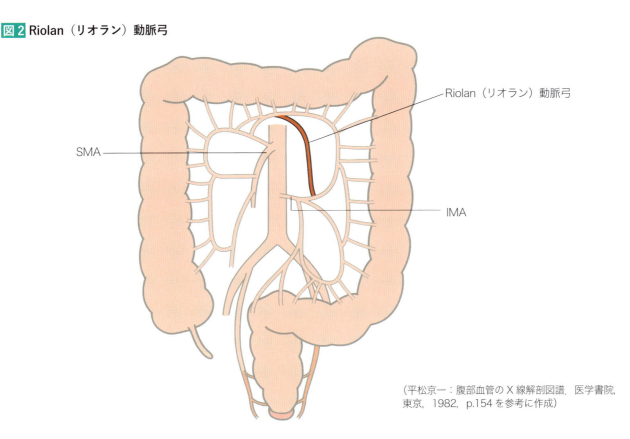

（平松京一：腹部血管のX線解剖図譜．医学書院，東京，1982，p.154を参考に作成）

- ただし，このリオラン動脈弓にはさまざまなパターンがある（図3）。

図3 リオラン動脈弓のパターン

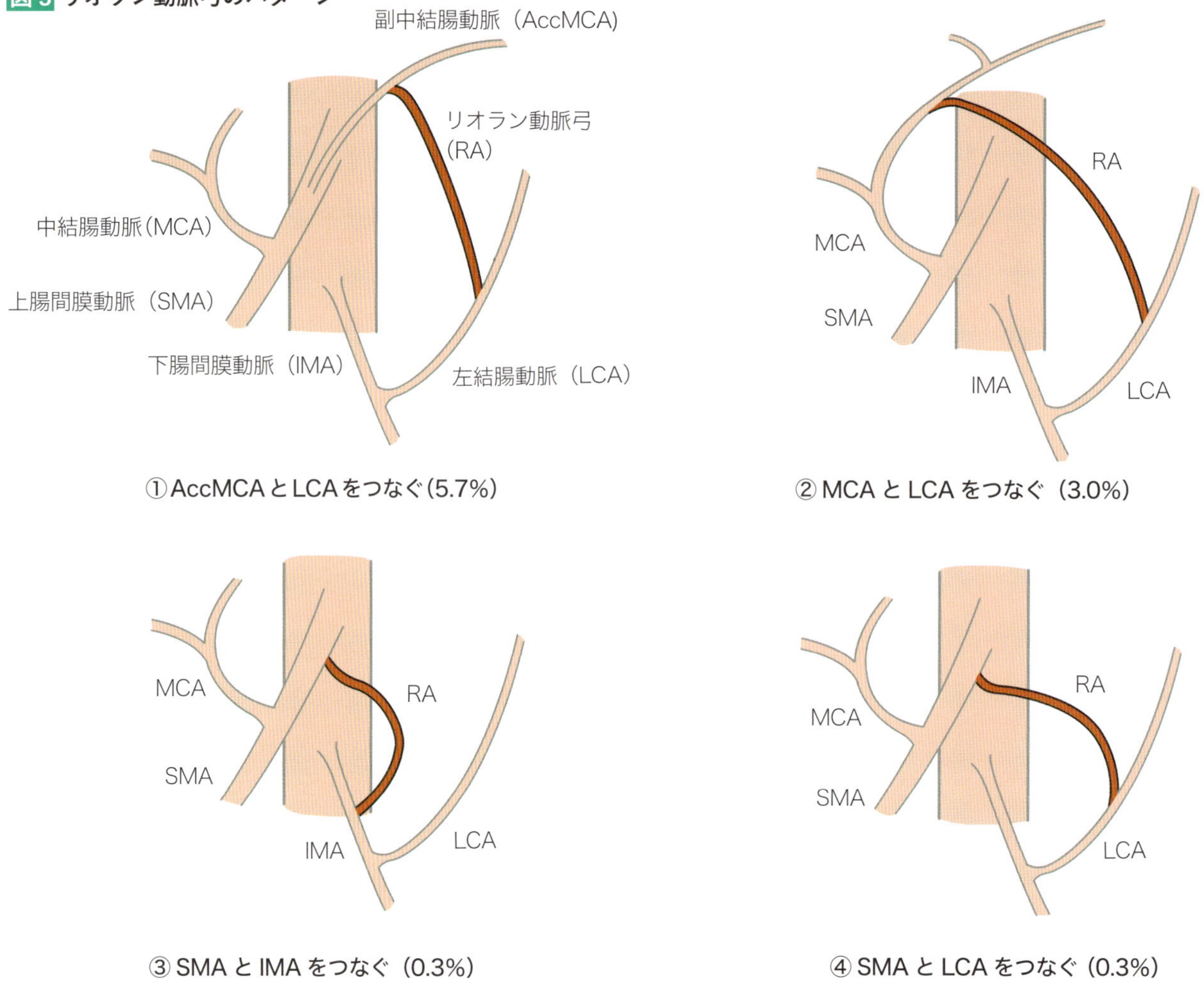
副中結腸動脈（AccMCA）
リオラン動脈弓
(RA)
中結腸動脈(MCA)
上腸間膜動脈（SMA）
下腸間膜動脈（IMA）
左結腸動脈（LCA）
①AccMCAとLCAをつなぐ(5.7%)
RA
MCA
SMA
IMA
LCA
②MCAとLCAをつなぐ（3.0%）
MCA
RA
SMA
IMA
LCA
③SMAとIMAをつなぐ（0.3%）
RA
MCA
SMA
LCA
④SMAとLCAをつなぐ（0.3%）

（梶原由規，ほか：臨外 2018；73：93-99，Al-Asari SF, et al: Yonsei Med J 2013; 54: 1484-90. を参考に作成）

- リオラン動脈弓は，辺縁動静脈（＝マージナル，腸管から何cmか離れて並行して走る動静脈のこと）と似たような走行をしているが，別物だ。
- 脾彎曲部の授動の際には，間膜を処理していて辺縁動静脈に出会う前にリオラン動脈弓が横切る。理想的には，以下を術前に把握すべきだ。
  - **・リオラン動脈弓の有無**
  - **・あるとしたらどのパターンか**
  - **・今回の手術ではどのあたりで出会い，処理することになるか**

- ただし，3D AngiographyによるCTを施行していたとしても，術前の正確な把握は容易でない。しばしば，3D AngiographyによるCTよりも，ダイナミックCTの動脈相を横断面（または軸位断［アキシャル：axial］。一番スタンダードな，いつものCTの断面のこと）で追いかけて見たほうが見えることがある。
- 実際の手術中には，「これがマージナルか」と言いながら処理して進めるともう一度マージナル的な血管が現れ，「さっき処理した血管はマージナルじゃなくてリオランだったようだ」となることもよくある。

②副中結腸動脈
- 副中結腸動脈は脾彎曲部に延びる動脈だが，どの血管から分岐するかのバリエーションが多い。
- 2,203人の血管を調べた（CT Angiographyや手術，あるいはcadaverで）論文結果では，25.4%の患者に副中結腸動脈が存在し，そのうちの87.4%はSMAから分岐してくる図4の走行であった。

図4 副中結腸動脈（メジャーな走行）

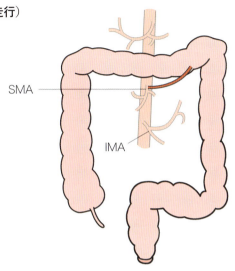

- なお，それ以外のまれなものを含めると，図5のシェーマのように8パターンも存在する。大腸外科のプロになるならば，「多くはSMA系や膵臓・脾臓の動脈から（上から）延びてくるものが多いが，IMA下のほうからぐいっと延びてくるレアケースもある」と把握しておく。

図5 副中結腸動脈（まれな走行）

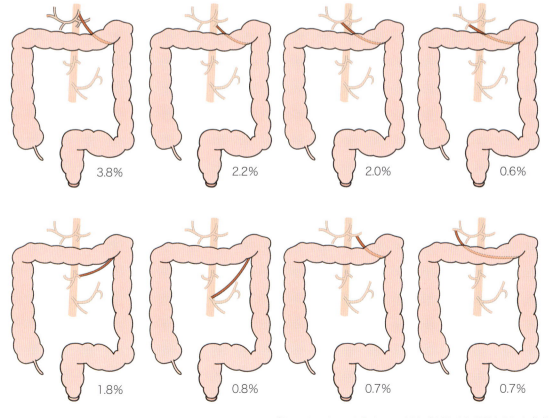

(Cheruiyot I, et al: Colorectal Dis 2021; 23: 1712-20. を参考に作成)

- ①**リオラン動脈弓**と同様，術前に把握しておくとカンペキではあるが，実際の臨床では「あらやだこんなところに副中結腸動脈が。処理しましょ」となることが多い。

> **Point** ①・②をまとめると，
> - 実際の手術では，術前に全例でCT血管構築を行う施設でなければリオラン動脈弓を把握することは難しく，「術中にたまたま遭遇」することになる。
> - IMVの頭側を2度目で切離する際に（p.90参照）近くに動脈があり，「これはリオランかそれとも副中結腸動脈か」などと言いながら，処理することになる。なお，リオラン動脈弓も副中結腸動脈もバリエーションが多い。結局は，「切除範囲が決まり，そこに入るのであれば途中で横切って処理しましょう」という結論になる。

3. リンパ流が難しい

- リンパ流は，「No.223＝中結腸動脈左枝から」と「No.253＝左結腸動脈」からの2つのルートがある。
- 腫瘍の局在に応じて，そして血管走行に応じて，どちらが腫瘍に対する主栄養血管なのかを術前あるいは術中に決定し，No.223とNo.253のどちらを（あるいはどちらもを）郭清すべきか判断する必要がある。
- 原則としては，

  ・腫瘍が横行結腸に存在→No.223の郭清をする
  ・腫瘍が下行結腸に存在→No.253の郭清をする

  ことになる（図6）。
- No.223，253の両方を郭清する場合とは，腫瘍が脾彎曲部にあり中結腸動脈と左結腸動脈のどちらが栄養血管か判断が難しいとき，あるいは脾彎曲部に大きな腫瘍があり，どちらへもリンパ流が流れている可能性があるとき，である。

図6 郭清するリンパ節の判断

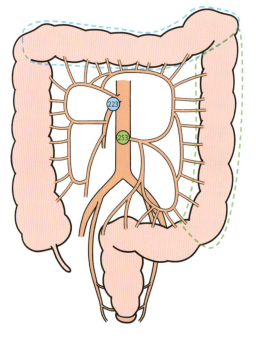

手順	● 本術式はS状結腸切除術の派生形であるため，小切開〜ロールイン，および吻合以降は，「S状結腸切除術」の項（p.60）を参照のこと。
（図7）	

図7 脾彎曲部授動の手順

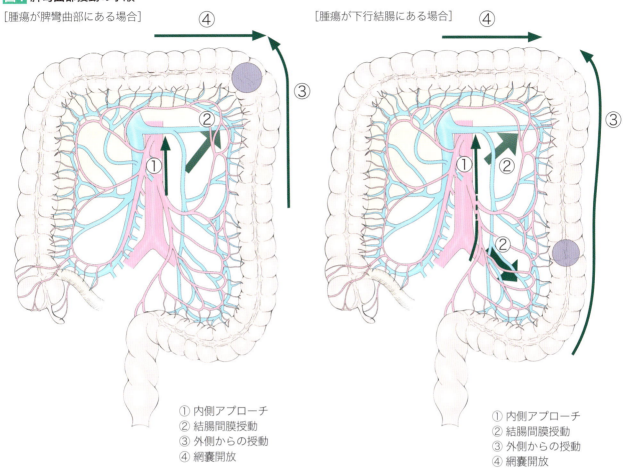

[腫瘍が脾彎曲部にある場合]

① 内側アプローチ
② 結腸間膜授動
③ 外側からの授動
④ 網嚢開放

[腫瘍が下行結腸にある場合]

① 内側アプローチ
② 結腸間膜授動
③ 外側からの授動
④ 網嚢開放

体位	● S状結腸切除術と同様（p.61）。

ポート配置	● 右側にアーム1 アーム2 アーム3と縦に並べて，アーム4のみ恥骨上縁（アーム4はアーム3の真下でも可）。助手は1本だけでも可能で，その場合はアーム1とアーム2の間とする（図8）。

図8 ポート配置

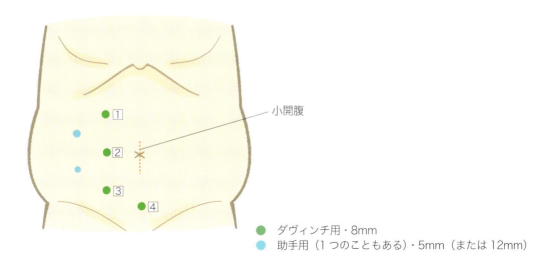

小開腹

● ダヴィンチ用・8mm
● 助手用（1つのこともある）・5mm（または12mm）

| ロールイン角度 | ● ロールインは，ダヴィンチ X，Xi ともに患者の左真横から入るとよい。 |

| ポート番号と鉗子 | アーム1 フェネストレイテッド・バイポーラ　　アーム3 モノポーラシザーズ |
| | アーム2 ダヴィンチカメラ　　　　　　　　　　アーム4 ティップアップ |

※ S 状結腸切除術と同じ

> **Point** コンソール操作について，ざっくり全体の流れを覚えよう。大きく 2 つのパートからなる。
> 　①内側アプローチ→それを頭側に延長し膵下縁まで
> 　②横行結腸近くから網嚢を開放→①の層につなげる（開通させる）
> である（図9，10）。まず上の①②を 3 回唱え，目をつぶっても言えるようにする。その後，下を読み進めよう。

図9 上から見た①と②

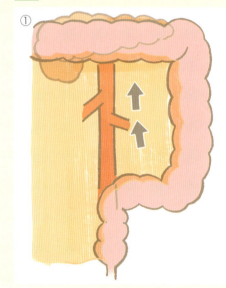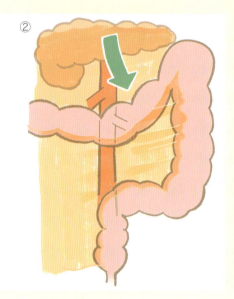

図10 横から見た①と②

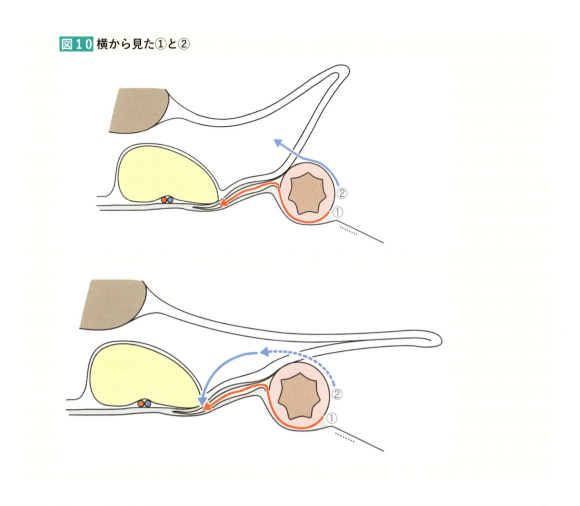

① IMA 根部をまたぐ内側アプローチ

- まずは内側アプローチで始めるが，かなり頭側の IMA 付近から始める。そして IMA をまたいでそれより頭側でも，同じ層に入り授動を行う（図11）。その結果，IMA を含む線維を挟みうちするような形になる。
- 次に，IMA を根部で処理する症例（＝経肛門的に DST で吻合を行う症例）では IMA を処理する。
- IMA 根部および SRA を温存する症例（＝機能的端端吻合や体腔内吻合を行う症例）では，No.253 リンパ節をくり抜くように切除し，LCA をその根部で処理し，IMA と SRA を温存する。同じレベルで IMV も処理しておく。

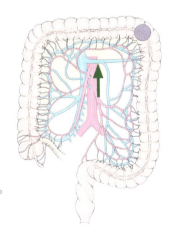

図11 IMA 根部の処理

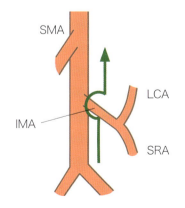

左半結腸切除あるいはS状結腸切除術（脾彎曲部授動あり）

② 内側から脾彎曲部に向けて結腸間膜を授動

- そのまま，外側・頭側へと剥離を進めていく。
- 途中，背側には（よほど肥満の症例でない限り）腎臓を覆うGerota筋膜の小高い丘がある（図12，13）。Gerota筋膜の下に入らないよう，腎臓を剥き出しにしないよう注意して正しい層をキープする。
- なお，かなり痩せた（BMI＜20）症例では，Gerota筋膜が薄く，正しい層であっても腎臓が露出することがある。
- 授動の途中で，上げていく腸間膜の内側を走るIMVが徐々に突っ張ってくる（図13 ★）。そのため，IMVの中枢側を切離する必要がある。つまりIMVは末梢側と中枢側で2回切ることになる。

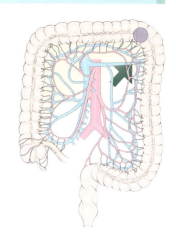

図12 Gerota筋膜の構造

臍の高さにあるカメラから見るため，腎臓・Gerota筋膜は実際の解剖学的位置より少し尾側にあるように感じられる。

[結腸と腎臓の位置関係]

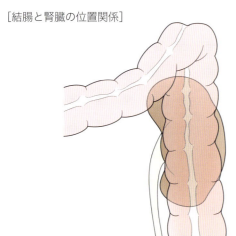

赤矢印：剥離ライン

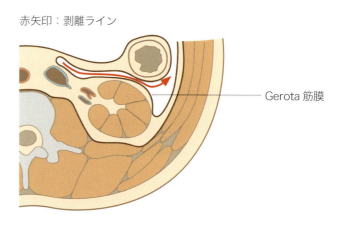

図13 Gerota筋膜の小高い丘

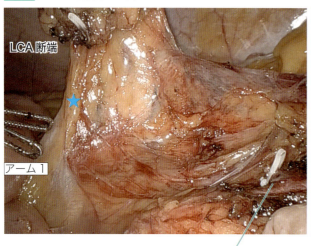
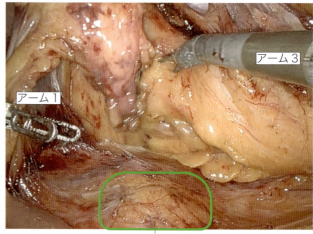

- 外側はどこまでいくか。正解は，「いける限り目一杯」だ。あとで外側アプローチのとき，膜1枚をざっと切ってくればいい状態にまでしておく。目一杯まで進めればおのずとこうなる。
- 頭側はどこまでいくか。正解は，「膵臓の下縁のレベルまで」である。ほとんどの症例では，よく見ながら進めれば，膵臓のやや色調の異なる淡い黄色がほかの膜や脂肪と異なって認識できるだろう（図14）。
- 肥満症例では膵臓の周囲に脂肪が多く，色調でわかりづらいことがある（図15）。そのような場合は，目一杯頭側まで剥離しておくのがよい。筆者の経験では，内臓脂肪型のBMI 35くらいまでであれば膵臓がわからないことはない。

図14 透見する膵臓（赤点線：膵臓の輪郭）

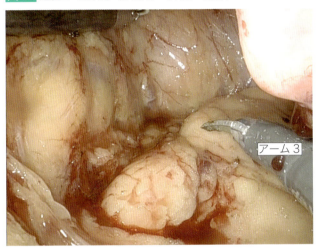
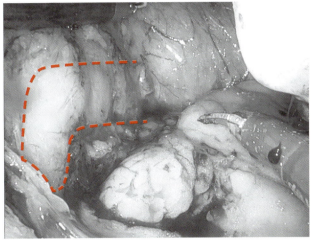

図15 膵臓がわかりづらい肥満症例（赤点線：膵臓の輪郭）

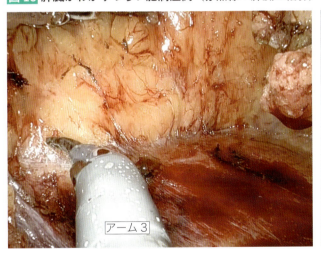
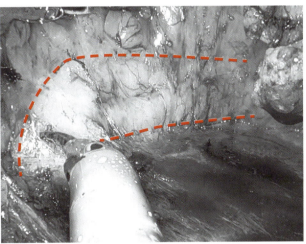

- ロボット手術でも，助手の手も駆使して展開し，しっかりとテンションをかけていけば難しくない。
- 次に，下行結腸間膜を切離してIMVを再度処理する。

③ S状結腸の外側から授動

- 助手が遠めのS状結腸間膜を持って手前（患者の右側）に引っ張り，術者はアーム1番でテンションをかけながらアーム3番で切っていく。アーム4番は外側の膜を持ってもよいが，アーム3番や患者の足と当たってしまうことが多いため，ここではアーム4番を使わなくてもよい。内側から十分に授動していれば，アーム4番なしでも簡単である。
- 頭側は，脾臓が見えるところまで切っていく。可能であれば，そこから内側にカーブして入っていっても構わないが，膵尾部も近づいてきて危ないことがあるため，次の④でやればよい。ほどほどに。

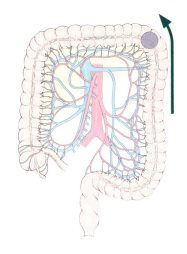

④ 網嚢を開放し，脾彎曲部を完全授動

- 次に，大網をすべて頭側に上げ，助手に横行結腸間膜をぐいと尾側へ牽引してもらい，横行結腸を下げる。助手が2本ポートを入れている場合は，左手で胃を把持し，そのまま頭側・腹側に浮かせるように持ち上げてもらう。
- 横行結腸そのものと胃大網動静脈を認識し，両者の間，やや横行結腸寄りで大網の切離を始める。痩せた症例では網嚢が透けて見えるだろう。
- 始める場所は，中結腸動静脈よりも脾彎曲に近い（患者の左側）ところからである（図16）。中結腸動静脈は透けて見えずとも，横行結腸間膜をマタドールで展開すればほとんどの症例で確認できる。毎回確実に確認する必要はないが，だいたい横行結腸を4等分して一番奥（患者の左側）と一つ手前の境目あたりから始めれば，まず間違いなく中結腸動静脈よりも脾彎曲に近いところになる。

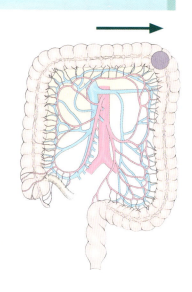

図16 大網の切離

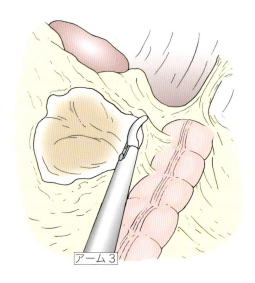

> **Point** なぜ，「中結腸動静脈よりも脾彎曲に近い」ところで始める必要があるか？
> 理由は，中結腸動静脈を損傷してしまったら横行結腸の血流が悪くなり，吻合に懸念が出てくるからである．結腸は基本的に血流が豊富ではなく，特に脾彎曲部付近は血流が悪いところだ．のちにダヴィンチのFirefly imaging機能で血流チェックをするからといって適当に行うのではなく，十分に注意しよう．

- 暗い小部屋のような網嚢に到達したら，横行結腸と胃大網動静脈のどちらも傷つけないように気をつけつつ，脾彎曲部に向けて（＝患者の左側に向けて）大網を切っていく（図17）．最後，大網が折れ返っているところは分厚いが，「必ず紫色の脾臓を確認し，その下極に向かって」脂肪をガシガシと切っていく．
- ここはベッセルシーラーがあれば便利だが，必須ではない．アーム1番のフェネストレイテッド・バイポーラで丁寧に焼灼しながら，十分に止血をして切っていこう．一番奥で，p.91で内側から剥離を進めた層と連続できたら脾彎曲部の授動は完了である．

図17 脾彎曲部に向けた大網切開

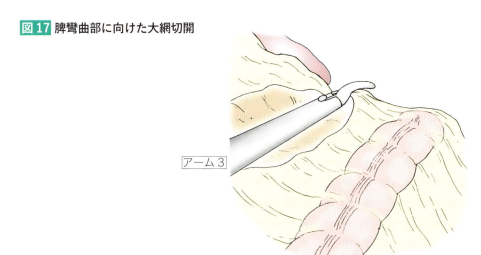

索 引

あ

アーム同士の干渉	5, 16
アンビルヘッドのドッキング	80
胃結腸静脈幹	42
インストゥルメントクラッチ	17
右総腸骨動脈	64
右半結腸切除術	26
エンドクローズ™	58
エンドスコープコントローラ	18
横行結腸の損傷	46

か

カートドライブ	16
回結腸動静脈	40
外側からの授動	70, 92
回盲部切除術	26
片手マタドール	68
下腸間膜静脈	66
下腸間膜動脈	66
──の処理	65, 89
カディエール	12
下腹神経	65
肝彎曲部授動	46
機能的端端吻合	50, 77
クリップアプライヤ	12
結腸間膜の授動	90
後腹膜アプローチ	33
後腹膜下筋膜	65

さ

サーキュラーステープラー	77, 79
サージョンコンソール	15
左結腸動脈	66
左半結腸切除術	82

し

視野展開	68
十二指腸	36
除圧	8
小腸排除	31
上直腸動脈	66
助手ポート	10
神経前筋膜	65
スイートスポット	16, 32
膵臓の下縁	91
性腺動静脈	66
ソフトナース®	8

た

体位固定具	30
体位取り	30, 62
対極板ステータス	20
体腔外吻合	47
体腔内吻合	47, 48
大網	92
ダヴィンチカメラ	5, 13
ダヴィンチサージカルシステム	21
タッチスクリーン	18
タッチパネル	15
ダブルステープリングテクニック	77
ダブルバイポーラ法	44
中結腸動静脈	43, 93
腸管の牽引	73
直腸間膜処理	72, 74
直腸の授動	71
ティップアップ	12
デルタ吻合	51

な

内側アプローチ	63, 89
尿管神経前筋膜	65

94

尿管の確認 ・・・・・・・・・・・・・・・・・・・・・・・・ 67

は

バイポーラでの止血 ・・・・・・・・・・・・・・・・ 76
剥離ラインの交通 ・・・・・・・・・・・・・・・・・・ 75
ビジョンカート ・・・・・・・・・・・・・・・・・・・・ 18
ビデオプロセッサ ・・・・・・・・・・・・・・・・・・ 18
脾彎曲部 ・・・・・・・・・・・・・・・・・・・・・・・・ 83
　　──授動 ・・・・・・・・・・・・・・・・・・・・・・ 82
ファンネルスティール切開 ・・・・・・・・・・・・ 28
フィンガークラッチ機能 ・・・・・・・・・・・・・・ 9
フェネストレイテッド・バイポーラ ・・・・・ 11
副右結腸静脈 ・・・・・・・・・・・・・・・・・・・・・ 36
副中結腸動脈 ・・・・・・・・・・・・・・・・・・・・・ 85
腹直筋鞘の切開 ・・・・・・・・・・・・・・・・・・・ 28
腹部大動脈 ・・・・・・・・・・・・・・・・・・・・・・ 66
フットスイッチ ・・・・・・・・・・・・・・・・・ 4, 8
　　──パネル ・・・・・・・・・・・・・・・・・・・・ 15
踏み間違い事故 ・・・・・・・・・・・・・・・・・・・・ 4
フロントパネル ・・・・・・・・・・・・・・・・・・・ 19
ペイシェントカート ・・・・・・・・・・・・・・・・ 16
閉創 ・・・・・・・・・・・・・・・・・・・・・・・・・・・ 57
辺縁動静脈 ・・・・・・・・・・・・・・・・・・・ 53, 84
膀胱損傷 ・・・・・・・・・・・・・・・・・・・・・・・・ 28
ポートクラッチ ・・・・・・・・・・・・・・・・・・・ 17
ポート挿入 ・・・・・・・・・・・・・・・・・・・・・・ 29

ま

マージナル ・・・・・・・・・・・・・・・・・・・ 53, 84
マスターコントローラー ・・・・・・・・・・・・・ 15
岬角 ・・・・・・・・・・・・・・・・・・・・・・・・・・・ 64
網嚢の開放 ・・・・・・・・・・・・・・・・・・・ 46, 92
モノポーラシザーズ ・・・・・・・・・・・・・・・・ 11

ら

リオラン動脈弓 ・・・・・・・・・・・・・・・・・・・ 83
リニアステープラー ・・・・・・・・・・・・・・・・ 78
ロールイン ・・・・・・・・・・・・・・・・・・・ 31, 62

欧文

Aorta ・・・・・・・・・・・・・・・・・・・・・・・・・・ 66
D2 郭清 ・・・・・・・・・・・・・・・・・・・・・ 38, 66
D3 郭清 ・・・・・・・・・・・・・・・・・・・・・ 38, 66
da Vinci サージカルシステム ・・・・・・・・・ 21
DST 吻合 ・・・・・・・・・・・・・・・・・・・・ 77, 78
erbe VIO dV ・・・・・・・・・・・・・・・・・・・・・ 18
Firefly imaging 機能 ・・・・・・・・・・・・・ 67, 93
gastrocolic trunk（GCT）・・・・・・・・・・・・ 42
Gerota 筋膜 ・・・・・・・・・・・・・・・・・・・・・ 90
Griffiths point ・・・・・・・・・・・・・・・・・・・ 83
hinotori™ ・・・・・・・・・・・・・・・・・・・・・・ 22
Hugo™ ・・・・・・・・・・・・・・・・・・・・・・・・ 22
No.223 リンパ節郭清 ・・・・・・・・・・・・・・・ 86
No.253 リンパ節郭清 ・・・・・・・・・・・・ 66, 86
No.253 リンパ節くり抜き ・・・・・・・・・・・・ 67
　　時の動脈処理 ・・・・・・・・・・・・・・・・・・ 77
Riolan 動脈弓 ・・・・・・・・・・・・・・・・・・・ 83
Saroa ・・・・・・・・・・・・・・・・・・・・・・・・・ 24
Surgical trunk 郭清 ・・・・・・・・・・・・・・・・ 37
S 状結腸 ・・・・・・・・・・・・・・・・・・・・・・・ 63
S 状結腸間膜 ・・・・・・・・・・・・・・・・・・ 63, 70
　　──の構造 ・・・・・・・・・・・・・・・・・・・・ 64
　　の授動 ・・・・・・・・・・・・・・・・・・・・・・ 63
S 状結腸切除術 ・・・・・・・・・・・・・・・・ 60, 82
S 状結腸の授動 ・・・・・・・・・・・・・・・・・・・ 63

95

一人で難なくこなすための
ロボット支援下結腸手術

2025 年 4 月 10 日　第 1 版第 1 刷発行

- ■ **執　筆**　中山祐次郎　　なかやま　ゆうじろう

- ■ **発行者**　吉田富生

- ■ **発行所**　株式会社メジカルビュー社
  〒 162-0845 東京都新宿区市谷本村町 2-30
  電話 03(5228)2050(代表)
  ホームページ https://www.medicalview.co.jp/

  営業部　FAX 03(5228)2059
  　　　　E-mail　eigyo@medicalview.co.jp

  編集部　FAX 03(5228)2062
  　　　　E-mail　ed@medicalview.co.jp

- ■ **印刷所**　シナノ印刷株式会社

ISBN978-4-7583-1669-9 C3047

© MEDICAL VIEW, 2025. Printed in Japan

・本書に掲載された著作物の複写・複製・転載・翻訳・データベースへの取り込みおよび送信 (送信可能化権を含む)・上映・譲渡に関する許諾権は, (株) メジカルビュー社が保有しています .
・ **JCOPY** 〈出版者著作権管理機構 委託出版物〉
本書の無断複製は著作権法上での例外を除き禁じられています . 複製される場合は, そのつど事前に, 出版者著作権管理機構 (電話 03-5244-5088, FAX 03-5244-5089, e-mail：info@jcopy.or.jp) の許諾を得てください .

・本書をコピー, スキャン, デジタルデータ化するなどの複製を無許諾で行う行為は, 著作権法上での限られた例外 (「私的使用のための複製」など) を除き禁じられています . 大学, 病院, 企業などにおいて, 研究活動, 診察を含み業務上使用する目的で上記の行為を行うことは私的使用には該当せず違法です . また私的使用のためであっても, 代行業者等の第三者に依頼して上記の行為を行うことは違法となります .